関西学院大学研究叢書　第165編

死生学とQOL

Miwa Fujii

藤井美和　［著］

関西学院大学出版会

死生学と QOL

はじめに

　生とはすべての人に与えられたものであり、自分自身の歩んできた道であり、これから創る道である。死を前にしたとき、人は自らの生をみつめる。それは、これまでの人生の振り返りであり、生き方の評価であり、そして、この先に残された時間をいかに生きるかという問いかけである。このとき自らに問う「いかに生きるか」は、どれだけ長く生きるかより、むしろ、どのように生きるかというその質を問うものである。

　「死生学」は、死そのものを含めてどのように生きるかを考える学問である。つまり死生学は、どのように死を迎えるかという"死に方"を"生き方"の重要な部分だと考える。また「Quality of Life（QOL）」は、「生活の質」ではなく「生き方（人生やいのち）の質」と捉える。なぜなら、どんなに生活の質が高くても、生き方そのものの質が高いとは限らないからである。人の感じる主観的な豊かさや満足感は、生活の質に還元されるものではない。どのように生きるかを問うとき問題となるのは、生活より人生そのもの、いのちの在り方そのものだからである。したがって、「死生学」は、いかに生きるかという「QOL」の問いに対して、学際的視点から応答しようとするものだといえる。その意味で、死生学とQOLは、人のいのちの在り方を議論する際、互いに切り離すことのできない概念なのである。

　本書の目的は2つある。ひとつは、死生学の対象とそれに対するアプローチを整理し、これまで議論されてこなかったQOLの理論モデルを構築することである。もうひとつは、「いかによく生きるか」という人間の課題とその苦しみを見るとき、そこに向き合う人と関わる人の間にどのような関係性が求められるかを議論することである。

　本書の構成は次のとおりである。第1章「死生学とその背景」では、死生学を定義したうえで、現代社会における死の認識や価値観を概観し、死生学の必要性とその根拠を述べている。第2章「死生学の捉える「生と死・

いのち」」では、死生学がどのようにいのちの問題を扱うのか、そのアプローチについて2つの視点——レベルと立場（人称）——を提示している。第3章「スピリチュアリティ」では、死生学の中心的概念であるスピリチュアリティの定義とその本質について議論を展開し、スピリチュアリティとスピリチュアルペインについての実証研究と、スピリチュアリティを示唆する理論をレビューしている。第4章「QOL」では、これまでのQOL概念の変遷と研究を概観し、スピリチュアリティがQOLを構成する重要な下位概念であることを述べている。第5章「QOLの理論モデルの構築とその検証」では、これまでの議論をもとにQOLの理論モデルを構築し、がん患者を対象にその仮説モデルを検証している。そして、第6章「死生学とQOL」では、死生学とQOLの中心概念であるスピリチュアリティとスピリチュアルペインへの関わりについて、専門職者の立場から、また、ひとりの人間の立場から議論し、その関わりを可能なものにする死生観教育の可能性について述べている。

　本書は上に述べた目的のために構成されているため、死生学そのものについての議論や、スピリチュアリティ研究の詳細な部分について議論を深めることができなかった。これについては別の機会に譲ることとしたい。第5章のQOLの理論モデルの検討は、筆者の博士学位論文（1999年Washington University）の実証研究をもとに議論したものである。サンプルはカナダ在住のがん患者であり、用いられた尺度も英語と仏語であったため、あえて尺度の翻訳はしていない。また分析に用いた統計ソフトのバージョンはやや古いものであるが、あえて当時のままにしている。

　本文中の語句表記については次のとおりである。「命」と「いのち」の表記の区別は、生物学的視点やメディカルモデルにおいては生命体を表す漢字の「命」を用い、全人的な人間存在の議論においては、生物学的視点を超えるものとして平仮名の「いのち」を用いている。また、海外研究者はすべて英語表記のまま記載している。カタカナ表記にすることで、固有名詞が不正確なものになることを避けるためである。

はじめに

　死生学は、いかに生きるか（QOL）という課題に、どのように向き合いどのように関わるかという視点を与えてくれる。自分自身の問題として、目の前の苦しむ人の問題として、また共同体の一員の問題として、どのようにいのちを見つめるのか。本書が、人間存在の根源的領域（スピリチュアリティ）から、自らの生き方を問い直すきっかけとなれば幸いである。

目次

はじめに　i

第1章　死生学とその背景　1

1. 死生学とは　1
   死生学の語源と対象　3
   現代社会の生と死　4

2. 死の認識　8
   若者の捉える死　9
   高齢者の捉える死　14

3. 価値観の変化　17

第2章　死生学の捉える「生と死・いのち」　25

1. 生と死・いのちへのアプローチ　25
   ミクロレベルのアプローチ　25
   メゾレベルのアプローチ　30
   マクロレベルのアプローチ　38

2. 生と死・いのちを語る立場　人称から見るいのち　39

3. 生と死・いのちを見つめる視点の関係性　46

第3章 スピリチュアリティ　49

1. スピリチュアリティ出現の背景　49
   スピリチュアリティとは　52
   スピリチュアリティと宗教性との関係　59
   スピリチュアリティの下位概念　62

2. スピリチュアルペイン　68
   スピリチュアルペインの特徴　68
   スピリチュアルペインの下位概念　72

3. スピリチュアリティ、スピリチュアルペインを示唆する理論　74
   Frankl（フランクル）の「意味への意志」と「実存的空虚」　75
   Maslow（マズロー）の至高体験とB価値　77
   Erikson（エリクソン）の第9段階　80
   スピリチュアリティの議論から見えるもの　81

第4章 QOL　85

1. QOLとは　85

2. QOL概念の変遷　87
   メディカルモデル　88
   新しいパラダイムの必要性　89
   パラダイムシフト　90
   バイオサイコソーシャルモデル　91
   バイオサイコソーシャルモデルの捉える"病気"　91
   バイオサイコソーシャル・スピリチュアルモデル　92
   3つのモデルの視点　95

3. QOLの下位概念　98
   身体的QOL（身体的領域におけるwell-being）　99

心理的 QOL（心理的領域における well-being）　99
　　　社会的 QOL（社会的領域における well-being）　100
　　　スピリチュアル QOL（スピリチュアルな領域における well-being）　101

　4. **QOL 尺度**　101
　　　第 1 期（1980 年まで）　102
　　　第 2 期（1980 年代から 1990 年代前半）　103
　　　第 3 期（1990 年代後半以降）　106
　　　尺度の信頼性と妥当性　110
　　　QOL とスピリチュアリティの関係　112

第 5 章　QOL の理論モデルの構築とその検証　　117

　1. **QOL の理論モデルの構築**　117
　　　概念モデルの必要性　117
　　　援用する理論の検討　118
　　　QOL の理論モデル　123

　2. **QOL 理論モデルの検証**　130
　　　仮説モデルの検証に用いる尺度　130
　　　仮説モデルで用いる変数　133
　　　サンプルとデータ　134
　　　分析方法とその手順　138
　　　尺度モデルの検証　140
　　　仮説モデルの検証　153
　　　直接効果、間接効果、総合効果　165

　3. **考察**　169
　　　QOL 尺度について　170
　　　構造モデルについて　172
　　　サポート領域について　173
　　　心理的領域について　174

身体的領域について　175
　　　実存的領域について　175
　　　調査の限界　177
　　　今後の研究への示唆と提言　180

第6章　死生学とQOL　　　　　　　　　　　　　　183

1. QOLとスピリチュアリティ　183

2. スピリチュアルペインへの関わり　185
　　　専門職者の関わり　185
　　　専門職者の陥るワナ　189
　　　人としての関わり　寄り添い　191
　　　2つの関係性　194

3. 死生学の可能性　196

引用文献　201
巻末付表　216
おわりに　221
謝辞　223
索引　227

第1章
死生学とその背景

1. 死生学とは

　私たちは、今ここに生きる存在であるというのと同時に、いつかは死にゆく存在であるということを知っている。しかしながら、日常生活の中で死について考える時間をほとんどもつことがないというのも事実である。死を意識することより、むしろ何を獲得するのか、どうすれば成功できるのかと、自分自身にとっての「快」を求めることを意識し、そのために多大な時間とエネルギーを費やしている。ではそれが「いかに生きるか」を考えていることなのかというと、そうともいえない。快を得ることと、いかに生きるかを考えることは、必ずしも同じことではないからである。

　現代社会に生きる人は、生きるために必要と思われる"何か"を"獲得するもの"と認識し、それを手に入れることに時間とエネルギーを注いでいる。その"何か"は、私たちに豊かさ、楽しさ、また安心というような「快」を与えてくれるものだと考える。ところが、自分自身が「どう生きるか」という課題に直面したとき、人は「快」と考えていた"何か"を手放すことがある。また、獲得してきた"何か"を手放さなければならない状況になったとき —— その究極的状況は死であるが ——、人は、はじめて生きることの意味や、これまで生きてきた人生の意味を自らに問う。このように考えると、現代社会に生きる私たちは、生活に必要なものを獲得することや快を求めることには関心をもっていても、どのように生き、どのように死ぬかについて考える時間をもっていないといえる。

Quality of Life（QOL）は、Life をどう捉えるかによって、さまざまに理解される概念である。Life を「生活」とし、Quality of Life を「生活の質」と捉えると、日常生活の中でどのくらい安心で快適な生活を送ることができるか、という快の視点がクローズアップされる。しかし、同じ Quality of Life であっても、Life を「人生」や「いのち」と捉えると、Quality of Life は「人生の質」あるいは「いのちの質」となる。ここに、日常生活とは違ったレベルで生きることそのものやいのちの在り方の議論が浮かび上ってくる。私たちは Life をどう生きるのか。それは、日常生活の中で、ほとんど考えることのない「生きること、死ぬこと」に向き合うことと密接につながっている。戦後の高度経済成長期に求められた質の高い生活によって得られたものが、いかに儚いものであるかに気づき始めた私たちは、今、生きるためにほんとうに必要なもの、大切なものは何かという課題に向き合わなければならない時代を迎えている。
　しかし一方で、人間のあくなき欲求とそれを満たそうとする技術の進歩は、人の生き死にに関わる問題についても、「快」を得ることを差し出してきた。現代社会はこれまで表舞台に登場してこなかったいのちの在り方について、私たちにさまざまな課題を投げかけている。
　近年の加速度的な高齢化や医療技術の進歩は、現代人の死生観に大きな影響を与えてきた。これまで自然の摂理として受けとめられていた人の生と死は人間の操作可能なものとなり、死の場面は医療の延長として語られ、誕生もまた生殖医療の対象となった。
　誕生においては、選択的人工妊娠中絶によって望まれる子どもだけを産み障害児を排除する新優生思想が、また人の死においては、安楽死や重症障害者への自殺幇助が検討されるようになった。一方で、病気、事故、犯罪、自然災害によって愛する人を亡くした遺族への悲嘆については、ケアの重要性は認識されながらも、具体的なサポートについては手探りの状況である。いのちに対する価値観が相対化していく中で、現代社会に生きる私たちは人の生き死にの問題について再考を求められているともいえるだろう。このような現代社会における「生と死・いのち」をめぐる議論は、単純にその是非を議論したり、容易にその結論を導くことができない。技

術の進歩や予期せぬ社会現象に対して、私たちがそれをどう捉えるのか今一度、自らに問い直すことが必要である。言い換えれば、人の「生と死」に関わる議論を、科学的合理性や技術的可能性に依存させてしまうのでなく、生きる主体である私たち一人ひとりが、いのちに対する見方（死生観や価値観）を吟味する必要に迫られているのである。

ではいったい何を基準に、いのちを見ればよいのだろう。そもそも生まれるべきいのちや死ぬべきいのちといった区別はあるのだろうか。どのように生きどのように死ぬのか、どのようにいのちを捉えるのか。このような問いに応えていくためには何が必要なのだろう。現代社会は、その議論を一般にオープンにすることはなく、いのちの問題を、特定の専門家や問題意識をもつ者に任せている状況であるともいえる。いのちの在り方についての判断は、日常生活の中で —— 妊娠、出産、病、障害、加齢、死において —— 否応なく私たちに迫ってくる。ところが私たちは、そのようないのちの議論をどのように始めてよいのかわからない。いのちの議論は、何に価値を置くかという価値観・生命観を含むものであるため、私たち自身がいのちをどう捉えるのかという自らの価値観に向き合わない限り議論できないのである。

死生学は、このような生命観や価値観を、いのちにまつわる事象に関して学際的視点から迫る学問である。さまざまな学問体系を援用しながら、いのちの在り方について議論する学問であるともいえる。では死生学とは何なのか、またどのような領域を扱うものなのだろうか。

死生学の語源と対象

死生学は、Thanatology を指すとされている。Thanatology の語源は、ギリシャ語の Thanatos（タナトス）と Logos（ロゴス）が組み合わされたものである。ギリシャ語のタナトスは「死」を意味し、ロゴスは、「言葉」「論理」表すものである。したがって Thanatology を直訳すると、死の学問、つまり「死学」となる。しかしながら Thanatology は、「死生学」と考えるほうがその本質にあっている。なぜなら Thantology が対象とするものは、「死」に焦点を当てることで見えてくる「生」であり、Thanatology は

生きることに向き合う学問だからである。

　このような例があれば考えやすいだろう。ある日突然、あなたが「あと1年の命です」と宣告されたらどうだろう。それまで客観的に頭で理解していた「人間はいつか必ず死ぬものだ」という疑いのない事実が、そのときはじめて「自分のもの」になる。突然この状況におかれた人は、「どこでどのように死を迎えるか」や「死ぬときどうなるのだろう」と考えるよりむしろ、残された1年を「どのように生きるか」考えるのではないだろうか。

　このように「生きる」ことは、「死」を意識することで、より具体的に、またより深く見えてくるものだといえる。したがって、「生」と「死」は別々のものと切り離して考えるのでなく、「死」は「生」の連続性の中にあると捉えるべきであり、さらにいうなら、いかに「死」を迎えるかは、その人の「生き方」を表すものであるといえる。つまり、「死に方」は「生き方」の重要な部分であり、人は死を含めて生きているのである。

　このような考えから、筆者は死生学を「死を含めて生きることを考える学問」と定義する。このように定義するなら、死生学は、死にゆく人、重い病気や障害をもつ人、あるいは高齢者だけを対象とするものではなく、またその特有な問題だけを扱うものでもない。なぜなら死生学の課題「死を含めていかに生きるか」は、すべての人間にとっての普遍的課題だからである。したがって、死生学はすべての人の、生きること、死ぬこと、そしていのちの在り方を対象とするものである。

現代社会の生と死

　人の生と死は、そもそも生活の中での出来事だった。いのちの誕生は、家族のものだった。家に産婆さんがやって来て、おぎゃーという泣き声とともに新しい「いのち」が家庭の中に誕生する。それは家族全員に望まれた生であり、承認された生であった。死もまた同様に家族のものであった。死にゆくかけがえのない人をその家族が囲み、大切な家族の一員を見送る看取りが、家庭の中でごく自然に行われていた。その場には、大人であれ子どもであれ、同じ家族として立ち会っていた。このように生と死は、私たちが「生きる」ことの自然な事柄として、家族全員の喜びや悲し

第1章 死生学とその背景

みの場面であり経験であったといえる。そしてその中から、子どもたちは、人が生まれること、そして死んでいくことを、実感を伴う自然なものとして受け止めていったのである（藤井, 2004）。

　ところが現代は、その誕生も死も、生活の場から病院という特殊な場に移されてしまった。厚生労働省の平成25年人口動態統計（図1-1）によると、人が生まれる場所は、1947年は自宅等（病院施設以外）での出生が97.6％であったのに対し、1960年には病院・診療所・助産所を合わせた割合が50.1％と、自宅での出生を上回った。そして1980年代以降、子どもの出生場所は、そのほとんどが病院などの施設となった。子どもの出生場所が、自宅から病院や診療所等に移ったことで、乳幼児死亡率は格段に下がったことも事実である。多くの子どもの命が救われたことは歓迎すべきである。しかしそれとは別に、日常生活の中に、「人の誕生」という場面が失われたことは事実である。どの人も、自分自身の誕生場面の記憶はない。しかし自宅で弟や妹が産まれる場面に立ち会うことによって、自分はこのようにして家族に迎えられたのだということを、擬似的に体験することが可能であった。現代は、そのようないのちの誕生の実感がほとんどもてないという状況にあるといえる。

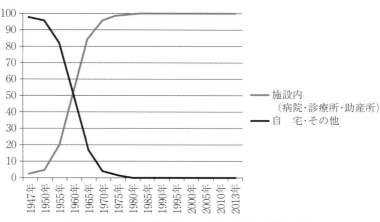

図1-1　出生の場所別にみた年次別出生数百分率
出典：平成25年厚生労働省人口動態統計

また、死を迎える場所についての統計を見ると、1960年は自宅で亡くなる人が70.7％、病院で亡くなる人が18.2％であったが、その割合は1970年代後半に逆転し、2013年には、自宅で亡くなる人が12.9％、病院で亡くなる人が75.6％（診療所をあわせると77.8％）と変化している。また老人ホームでの死亡は、統計を取り始めた1995年から年々増加し1995年の1.5％に対し、2013年は5.3％であった（図1-2）。

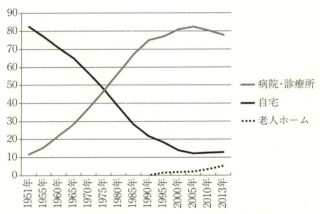

図1-2　死亡の場所別にみた年次別死亡数百分率
出典：平成25年厚生労働省人口動態統計

　このように死は、医療者と機械に囲まれた特殊な場「病院での死」となり、家族はその場面に登場することがなくなっていったのである。病院で起こる死は、一般に人の目に触れることがない。死の瞬間に家族が立ち会えないことも多くある。また亡くなった人の体は処置された後、一般の患者、家族、また見舞い客が使うものとは別のエレベーターで霊安室に運ばれる。そして寝台車を待って、遺体は裏口から出される。病院の中での死は徹底的に隠され、堂々と表に出されることがないのである。
　また注目すべき点は、病院・診療所での死が2005年をピーク（82.4％）に減少傾向にあり、それにかわって、介護老人保健施設、老人ホームでの死が増加し、在宅死もわずかに増加傾向にあることである。これは病院

が、高度医療を提供する場となり、診療報酬の規定から患者の社会的入院ができなくなったことや、急性期の医療を終えた患者が介護老人保健施設や老人ホームに移されていくという現状を表したものである。また2006年の介護保険制度改訂において、看取り介護加算が創設され、特別養護老人ホームが看取りに舵を切ったことも影響していると考えられる。そして、在宅死のわずかながらの増加は、そのような医療・介護制度の事情を背景に、自宅で最期を迎えようとする傾向を反映したものだと考えられる。しかし問題は、その背後に隠れた在宅死である。病院を出され、行き場のない一人暮らしの高齢者が、自宅でひとり亡くなるという件数もこの在宅死に含まれている。人の死は、統計上の数値に現れない現代特有の問題を抱えている。死の在り方については、さらに詳しい分析が必要となってくる。

　また、死の場所が病院に移ったことによって、死に携わる人も限定されてきた。従来は看取りの主体は家族であり、家族こそが死に携わるものであった。しかし現代の死は、もはや家族の手を離れ専門職に委ねられている。日常生活において手の届かないものとなった死は、家族にかわって医療職者が次々と対処していかなければならないものとなった。にもかかわらず、死に携わる専門職がどのように人の死を捉えるのか、どのような死生観をもてばよいのかについては、医学教育、看護教育の中で抜け落ちた部分となって残っている。その結果、皮肉なことに、家族にとっても医療者にとっても、死は、どのように扱えばよいのかわからないものとなってしまった。さらに、宗教的背景の喪失と地域関係の希薄さは、私たちが死に関わることを遠ざけてきた。その結果、死に関わる術をもたない私たちは、最も重要な生まれることと死ぬことに関する問題に触れることをしなくなった。

　ここ50年の死の場所の変化から見えてくることは、近代科学の発達により死の在り方が大きく変化したことである。医学の発展により病気の原因が明らかにされるにつれ、多くの病は治癒するようになってきた。その結果、死は医学的な治療の果てに起こるものとなり、その場所も自宅か

ら、治療する場の病院に移ったものと考えられる。近代医学は、病気を克服すること、またできるだけ長く生きることをその目的として発達してきた。つまり、そこには長く生きることに価値がおかれていたのである。しかし、人間は必ず死ぬ存在である。どんなに医学が発達し、どんなに予防に力を入れていたとしても、生物である人間はいつか必ず死を迎える。治癒しない病気や衰えていく身体を受け止めることより、科学の力に頼って何が何でも病や老化と闘うということがすべての価値に先んずるものなのか。このような疑問は、医療の中にそして、社会の中に議論を起こしてきた。

　いのちの長さに対抗して生まれた概念、これが Quality of Life（QOL）である。延命によってただ長く生きるより、よりよく生きることを考えることが必要なのではないか、どんな治療をいつまで続けるのか、またどのようなケアを望むのかといったいのちの質にかかわる議論は、QOL概念の浸透によって加速化されていった。自らのがん告知を希望する人の割合が増すにつれ、残された人生をどのように過ごすかについても関心が高まり、いかに生きるか、いかに死を迎えるかという視点から、ターミナルケアやホスピスケアが注目されるようになった。これらはみな、人の死の在り方を見直そうという考えを反映したものである。いのちについての議論は、生命をいかに長らえさせるかという量的視点から、どのように生きるかという質的視点に転換しつつあるといえる。

2. 死の認識

　現代は「いのちを意識しにくい時代」といえる。言い換えると、生きること死ぬことについて実感を伴って意識することが難しい時代ということである。これにはいくつか理由が考えられるが、大きな流れとして2つのことをあげたい。ひとつは先に述べたように、現実の『リアルな死』が日常から切り離されたこと、そしてもうひとつは、それにかわって、実感を伴わない『バーチャルな死』が大量に日常生活に入り込んできたことである。

科学技術の発達により高度な医療を提供する病院では、患者の命を保つことができなかった結果の死、つまり「敗北の死」は歓迎されず隠された出来事として扱われてきた。当然の結果として、看取り経験のない人の数は増加し、日常生活の中で死が語られることはなくなってきた（藤井・藤井, 2009）。そして『リアルな死』は、特殊な場所でしか起こらない、日常生活から切り取られた出来事になってしまったのである。

しかし一方で、テレビ、映画、ゲーム、アニメ等に見られるように、残酷な死、機械的な死、また美化された死といった『バーチャルな死』が私たちの日常生活に入り込んできた。幼い子どもであっても、簡単に人の首が飛んだり血が噴き出したりする場面を何の不快感もなく受け入れてしまう、そのような環境ができあがっているのである。現代人は『ホンモノの死』を経験することなく、実体験のない非現実的な『ニセモノの死』に取り囲まれる環境に置かれてしまっている。

このような逆説的な状況が、いのちを実感をもって受け止めることを困難にし、生きていること死ぬことについての感覚を鈍らせているのではないだろうか。その結果、本来、「生」の連続性の中で捉えられるべき「死」は生を意識させないものとなり、生と死は別物として扱われるようになったといえる。現代社会における私たちの「死」の出会い方、受け止め方がこのように変化していることを考えると、私たちのもつ死に対するイメージ自体も変化していると考えられる。リアルな死が遠ざかりバーチャルな死が蔓延する中で、死については未知のものに対する恐れが増加する一方で、未知であるが故に関心を向けにくいという両極端のベクトルが社会現象の中に見て取れる。死は人類にとって普遍的なものであるが、人の死に対する態度やイメージは決して普遍的なものではなく、時代や社会の状況に伴って変化しているといえる。

若者の捉える死

ではこのような社会の中に生きる若者は、どのような死生観をもっているのだろう。筆者の大学では、1999年より「死生学」が開講された。講義名から考えて、生と死についての学問であることは学生にも容易に推察で

きる。当初総合教育科目で開講された死生学は、初年度約300名の学生が受講し、2年目には700名を超える学生が登録した。このことは、現代の若者が生と死に無関心なのではなく、むしろ何らかの形で関心をもっていることを示している。彼らはいのちについて考えるためのきっかけを求めているのではないだろうか。さまざまな価値観が広まるこの現代社会の中で、自らの死生観を確立していく作業は容易ではない。しかし最も大切なのは、そのきっかけを見つけることであるように思える。

　日本は先進国の中でも自殺による死亡者数が多いことで知られている。1998年（平成10年）以降、自殺者数は14年連続して3万人を超えていた。2012年（平成24年）に15年ぶりに3万人をきったものの、その数は激減したわけではなく、2013年（平成25年）は2万7千人を超えている（内閣府平成26年自殺白書）。また年齢別にみると、15歳から39歳までの死亡原因の第1位は自殺であり、15歳から34歳においては男女とも自殺が1位である。また20歳から24歳における死因では、自殺である割合が51.7%と突出している。このような状況は、死をどのように捉えるのかという、いのちに対する態度と関係している。

　子どもの死生観調査の1つに、2004年に佐世保市で起きた小六女児の殺傷事件を機に、長崎県教育委員会が実施した『児童生徒の「生と死のイメージ」に関する意識調査』(2005)がある。対象は、公立小学校4年生と6年生、公立中学校2年生の合計3,611人であった。その調査項目の中のひとつである「人間は死んだら生き返ると思いますか？」という質問に、全体の15.4%の生徒が、「生き返る」と回答していた。中学2年生はその割合が最も高く18.5%であった。生き返ると答えた理由は、「テレビや映画等で生き返るところを見たことがあるから」、「生き返る話を聞いたことがあるから（テレビ等で見て・本を読んで・人の話を聞いて）」、「ゲームでリセットできるから」の3つで全体の80%を超えていた。これらは、子どもの死生観にメディアが与える影響の大きさを表している。しかし注目すべきは、この3つ以外の理由として「その他」に分類されていた理由である。そこには全く違う2つの方向を示す回答があった。ひとつは「医学が発展

すれば、人は死んでも生き返ることができると思う」、「技術が発展すれば、血液や細胞からクローンができると思う」という現代社会に生きる子どもならではの理由であり、これは、科学の発達によって人間が命を操作できるようになるという見方を表したものである。もうひとつはこのような見方と逆の、「人のたましいは死んでいないと思う」、「人は死んでも他の生物に生まれ変わる」、「人は死んでも心の中に生きていると思う」などの理由であり、これは、いのちに対して科学や人間が踏み込めない世界を表したものである。子どもが受け取っているいのち観は、現代社会の縮図であるといえるだろう。つまり、病を克服しどこまでも寿命を延ばすという現代医学や科学の発展を是としながらも、一方で科学や人間の理解を超えた世界観をもっている。それは古来は宗教という形で、また現代は、宗教性とは違う形でのスピリチュアリティや、サブカルチャーとしてのスピリチュアリズムといった形で表れている。子どもたちは、現代社会の命（いのち）に対する態度を見事に受け取っているのである。このような調査がなされたとき必ず、子どもがテレビをみたりゲームばかりしているから正しい死生観がもてないのだという指摘がなされる。しかし考えてみれば、テレビ、映画、ゲームなどは、大人が経済活動のために作っているものである。言い換えれば、子どもはその獲物となり、大人の犠牲になっているのである。むしろ問題はそのような大人の態度であり、非難の矛先を子どもに向ける理由はないのである。

　大学生は死についてどのようなイメージをもっているのだろう。丹下（1999）は大学生27名を対象に、文章完成法と自由記述による調査から死に対する態度項目を作成し、大学生313名を対象に因子分析を行った。そして1,071名の青年期の若者（第1標本：平均年齢17.3歳、SD=1.84、第2標本：平均年齢18.2歳、SD=1.95）を対象に、開発した尺度の信頼性・妥当性を検証し、死に対する態度を構成する下位概念として、「死に対する恐怖」「生を全うさせる意志」「死がもつ意味」「死の軽視」「死後の生活の存続への信念」「身体と精神の死」の6つを報告している。さらに丹下（2002）は、中学生・高校生269名とその家族382名を対象に、「死」から連想される語をたずね、KJ法を用いて死生観の構造を7つに分類している。それら

は、「具体的な死の種類」「死の文化的側面」「死に対する態度」「関係の中で起こりうる死」「死のイメージ」「客観的な性質」「その他」である。青年中期群（高校生）においても、青年後期―成人前期群（19歳から40歳）においても、信仰や神仏に代表される「死の文化的側面」と、死に対しての比喩的表現や形容詞で表される「死のイメージ」が、「死」から連想される語の中で出現率が約半数と、最も高かった。丹下の分類では、大学生は青年後期―成人前期群に含まれるが、この年齢幅は20以上あり、この結果をアイデンティティの再形成や社会に出る前の不安定な大学生の特徴とすることはできない。しかし、この傾向が高校生と同様の結果であったことから、大学生の「死」についての連想も、大半が「死の文化的側面」と「死のイメージ」であると推測することができる。「死の文化的側面」とは、神・仏、死後の世界、宗教儀式、迷信、霊魂など、死者の鎮魂のための宗教儀式や信仰から派生した事柄などに言及した反応、芸術作品・フィクションなどさまざまな分野の作品やその登場人物・作者などに言及した反応、そして、死に関する名言、格言に言及した反応である。また、「死のイメージ」は、死の性質の主観的な評価や死の軽視など死に対する評価や信念に言及した反応、ポジティブ・ネガティブな感情反応、覚悟や決断に言及した反応、迷いに言及した反応が含まれている。

　筆者は102人の大学生（男子30名、女子72名、平均年齢20.7歳、SD=0.95）を対象とした死のイメージ調査を実施した（藤井，2003）。回答者に、「死（死ぬ）とは……である」という文章完成法で率直な死のイメージを記述してもらい、その回答をテキストデータとしてテキストマイニングの手法で分析した。大学生の死のイメージは、たましい、完成、身体、分離、想像という構成要素によって表される死の「スピリチュアルな側面」、マイナス、暗い、苦しみ、結果、終わりなど、死を人生・生命の終わりと捉え、しかもそれを暗く苦しいもの捉える「生命の終わり」、死を個人的経験であり、避けられない、実感のないものとする死の「現実的・客観的側面」、死についてのさまざまな感情（ポジティブなもの、ネガティブなもの）が表された「死に対する感情」、家族や友人など自分に関わる人やこの世との永遠の別れを表す要素で構成された「大切な人との別離」、死は孤独であ

りわからないという「孤独と未知」、つかみどころがない「漠然」、そして、好きなことができなくなるという行為主体から死を捉える「行為の中断」の8クラスターであった。

　学生は、現実的な死、つまり死を避けられないもの、人生の終焉と捉える一方、たましいや死後の世界といったものにも目を向けている。また、死は自分自身にとって、漠然とした未知で孤独なものであり、行為を中断させるものであり、また他者との関わりにおいては永遠の別れであると捉えていることが明らかとなった。死観は、その視点の置き方によって異なる構成概念が導き出されると考えられる。

　死を捉える際、最も表現された構成要素は死に対するさまざまな感情であった。そこで「死に対する感情」についてクラスター分析を行った結果、死に対する感情は次の5つのグループ（サブクラスター）に分類された。「グループ1」は、悲しい、辛い、寂しい、怖い、消滅というような生が停止することについてのネガティブな感情であり、また自然、生、現実、喪失に表されるような死を自然で現実のものとしながらも生の喪失と位置づけている感情である。このような感情は「肉体」と関連しており、死を人間の肉体的側面につながるネガティブなものとしている。「グループ2」は、死によって現実から解放されると同時に現実から忘れられるという関係性に関わるものである。「グループ3」は、幸福、周り、受容、訪れ、向き合う等から構成されており、死を訪れるものとして受け入れ、向き合っていこうとする感情や、幸福と表されるような死に対する肯定的な態度である。「グループ4」は、死を新しい生のスタートと捉える、始まりや喜びであり、これは「グループ3」の死に対する肯定的態度より、さらに積極的な死の捉え方であるといえる。そして「グループ5」は再生と怒りであり、死を、ネガティブな側面とポジティブな側面の両方をもつ両価的なものと評価しており、この「グループ5」が現実的・否定的死観や、受容的・積極的死観を包括する概念となっていた。

　若者がもつ死生観は、自分が何者なのか、これからどのように生きていくのかといった青年期のアイデンティティの形成にとって、重要な役割を

果たすものである。また逆に、死生観はアイデンティティの形成過程に吟味され形作られていくものでもある。死を見ないことは、そこから見える生にも目をそむけることになる。いのちに向き合う機会の少ない現代社会において、自らの死生観を構築することの困難性は、青年期のアイデンティティ形成にも影響を与えているのではないだろうか。

高齢者の捉える死

では高齢者は「死」をどのように受け止めているのだろうか。日本においては、高齢者を対象とした終末期ケアや死の迎え方についての調査はいくつか見られるものの、高齢者の死生観そのものを調査したものはわずかである。田中（2001）は、Dickstein（1972）の Death Concern Scale をアレンジした尺度を用いて、老年期、青年期、壮年期の死に関する意識について比較研究を行っている（老年期 245 名、平均年齢 70.7 歳、SD=4.5；青年期 627 名、平均年齢 20.4 歳、SD=2.2；壮年期 243 名、平均年齢 44.2 歳、SD=8.8）。調査の結果、死に関する意識は、「死を考える」、「死の不安・恐怖」、「気がかり」、「大切な人の死」、「死後の世界」の下位概念で構成されており、老年期では、「死を考える」と「死の不安・恐怖」はどちらも女性のほうが有意に高かったものの、75 歳未満と 75 歳以上の高齢者の 2 グループ間に有意差は見られなかった。また青年期、壮年期、老年期の 3 グループでは、「死を考える」因子においては、青年期が最も高く、続いて壮年期、老年期の順であり、3 グループ間に有意差が見られた。また「死の不安・恐怖」因子においても同様に、青年期が最も高く、壮年期、老年期の順であったが、有意差が見られたのは、青年期と老年期との 2 グループの間のみであった。この結果は「心理社会的成熟と年齢が増すと死の不安は軽減するという Rasmussen ら（1996）と同様の傾向であり、年齢と共に死生観が育成され、死に関する意識に安定感が増す」（田中，2001, p. 807）としながらも、興味深い結果を報告している。それは、老年期において「死を考える」ことと「死を恐怖に思う」という 2 要因の関連は、青年期、壮年期のそれと比べると最も強く、逆に青年期は 3 グループの中で死を考える頻度が最も高いにもかかわらず、「死を考える」因子と「死の不安・恐怖」因

子の関連が低いというものである。

　海外の文献では、高齢者は若い世代に比して死に対する恐怖が低く（Cicirelli, 2002）、年齢と死の不安とは負の相関にあり（Keller 他, 1984; Neimeyer 他, 1988）、死の不安は人生の最後の 10 年安定して変化が少ない（Fortner & Neimeyer, 1999）という報告がある。これは田中（2001）と同様の結果を示したものである。しかしグループ間については異なる調査結果もみられる。Gesser ら（1987）は死の不安について、若者（18－26 歳）、中年（35－50 歳）、高齢期（60 歳以上）の 3 グループを比較した結果、死の不安は、中年期が一番高く、続いて若者、一番低いのが高齢者という曲線的な関係であると結論づけている。また Jeffers & Verwoerdt（1977）は、高齢者は死に対して不安が低いというよりも、死に対する情緒や態度が不明確だと主張する。というのも、Duke Longitudinal Studies（1974）での「死を怖いと思いますか」との質問に、35％の高齢者が「いいえ」、10％が「はい」と答えているが、残りの 55％は不明確な答えをしているからである。たとえば、「いいえ、でも私はできる限り長く生きたい」、「いいえ、でも私は長いこと病気になったり、人に世話になりたくない」、「死は怖くないが、そのときになったらどうなるかわからない。パニックになるかもしれない」という具合である。また、4,500 人以上の高齢者（平均年齢 72.7 歳）を網羅した 49 の調査の分析（Fortner 他, 2000）によると、健康状態のよくない人、心理的問題がある人、自我統合の弱い人に死の不安が高いことが明らかになっている。また Marshall（1975）の研究では心身状態、配偶者の死亡、施設入所など QOL に影響するような要因が、死への不安と関連していることを示している。

　高齢者の死についての表現については、Pinder & Hayslip（1981）が、高齢者は若い世代と比べて死の不安を表現することが少ないが、死に関する出来事（大切な人を喪うこと、痛みや苦しみを経験すること、目的を達成できずに終わること、身体や行動をコントロールできなくなること）についてより多く表現していたことを報告している。また、Rando（1984）は、高齢者は死そのものの不安は低いが、死にゆくことに対する不安は人生のこの時期（高齢期）に集中すると述べている。高齢者の死についての研究は、調査方

法や用いられる尺度によって異なる結果が報告されており、高齢者の死に対する態度は一様であるとはいえない。そもそも高齢者をすべて同じ特徴をもったグループとして、ひとまとめに議論することはできない。個別の人生を歩んできた一人ひとりに目を向けながら高齢者の特徴を合わせて考えることが必要なのである。

筆者は2002年、高齢者大学で学ぶ高齢者105人（平均年齢67.4歳）を対象に高齢者の死に対する態度についての調査を行った。その中の一項目である「自分自身が予測する自分の死亡原因」では、85.2％の高齢者が、がんや脳卒中といった具体的な病名をあげており、老衰や自然死での死をあげた割合（4.8％）をはるかに上回っていた。回答者は既にいくつかの慢性疾患を抱えており、これが死亡原因を特定することにつながっていると考えられる。このように高齢者にとって、死は現実的な問題であることがうかがえる。

一方、大学生222人（平均年齢20.6歳）は、死亡原因として老衰や自然死をあげたものが半数を超え（53.2％）、病気で死亡すると考えるものは22.2％であった。大学生は他に、事故死を死亡原因としてあげており、その理由を、「幸せなときに突然の事故に遭い、苦しまないで死ぬことができるから」としている。つまり若者が自然死や事故死をあげるのは、死の過程で苦しむことを避けたいという思いの表れといえる。彼らは、死は苦しみを伴うものだと考え、その苦しみを避ける死に方を選択しているのである。一方高齢者は、死亡原因に特定の病名をあげてはいるものの、死ぬときは幸せに死にたいと答える者が半数（51.8％）を超えていた。つまり高齢者は、「病死＝不幸」ではなく、病気であってもよい死を迎えたいと考えているのである。これは、既に病を経験し、慢性疾患を抱えながら生きている高齢者の死の迎え方に対する態度であるといえるだろう。

また同じ高齢者グループに対して、人生の中で最もつらかった出来事をあげてもらったところ、その66.6％は家族の死であり、続いて自分の病気（18.5％）であった。高齢者はすでに痛みや悲しみを経験し、それを抱えながら人生の歩みを続けているのであり、ここに、高齢者が喪失と再生を繰り返しながら生きる姿が見て取れる。また興味深いことにこの傾向は大学

生にも共通しており、大学生が自分の人生の中で最もつらいだろうと推測する出来事もまた家族の死であった。ほとんどの学生はいまだ家族の死を経験していないにもかかわらず、それが人生で最もつらいものであると推測していたのである。死生観や死のイメージは人生経験によっても、また個人の価値観によっても異なるものではあるが、人との別れは共通して悲しみの対象になっていた。人は関係性の中で生き、また生かされている。だからこそ愛する人との別れが人生において大きな悲しみとなる。これはどの世代であっても同じであることは注目すべき点である。この結果は、人との別れはどの人にとっても生きることに向き合う機会になることを示しているのである。

3. 価値観の変化

　死の場所の変化や、生と死の捉え方は、現象として捉えることも重要であるが、なぜそのような現象が生まれてきたのか、その背景を探ることも重要である。これらの現象の背景にあるのは、人がいのちに対してもつ価値観である。つまり、生と死の起こる場所や死の捉え方の変化は、その背後にある死生観の変化が反映したものであると考えられる。
　現代は人の「いのち」についても多様な価値観が認められる社会である。「いのち」の価値はみな等しく尊いという立場もあれば、そもそも命の質には差があるとして、いのちに優劣をつけ、その選択と責任を主張する立場もある。Singer（1994）は命の質には優劣があり、望まれるものが生まれてくるべきであるという選好功利主義にのっとった「新しい倫理」を提唱している。また一方でいのちの選別に対する責任は自分自身とその関係者にとどまるものではなく、将来のいのちの在り方や環境に及ぶという立場もある。現代社会は、いのちについても多様な価値観が唱えられているが、その背後にあるのは、確実に進んでいく科学の進歩である。実は、私たちの価値観、生命観は、この科学の進歩に大きく影響されている。いやむしろ、私たちのいのちに対する欲求が科学を進歩させている ── 科学

に影響を与えている——ともいえるだろう。

　果たして私たち自身、いのち——生きること死ぬこと——をどのように捉えているのだろう。生と死の問題を考えるとき必ず問われるのは、私たち自身の死生観である。この価値観、死生観、生命観というものは、技術のみを議論の対象とするとき見えなくなってしまう部分である。「人の生命」や「生と死」について語るとき、本来誰もが見つめなければならないのは、科学的合理性、技術的可能性や法整備ではなく、むしろ、私たち自身がもつ死生観、人間観、価値観ではないだろうか。

　では私たちは、いのちに対して、どのような価値基準をもっているのだろう。まず価値観について簡単に整理してみたい。

　価値とは、善いもの、望ましいものといわれる性質であり、評価主体である人間が、ある対象の善さを感得し承認することで成立する（見田，1962）。このように解釈すると、価値観は、評価主体が、何を善いもの、望ましいものとするのかその判断基準（ものさし）であり、またその価値判断の総体、ものの見方ということができる。

　個人の価値判断によってより望ましいと判断されるものには、当然ながら個別性があるが、集団が世の中の事象に対して下す価値判断という場合には、個人のもつ価値観が多数派となったとき、それが基準として採用されることが、この定義からもわかる。実際、民主主義の原理でいわれる多数決が切り札になるのは、功利主義でいう「最大多数の最大幸福」を目指すからである。よって集団の価値判断には、個々人の価値判断が大きく影響する。

　価値観は、表層的なものから深層的・核心的な部分まで、3つの構造（三重構造）をもっている。それは、変化しやすい価値観、ゆっくり変化する価値観、そして変化しない（容易に変化しない）価値観である（図1-3）。

　価値観の表層部分にあるものが、変化しやすい価値観である。変化しやすい価値観としてあげられる代表的なものは流行である。何が望ましいのかという判断基準は短い時間経過で変化する。極端な例であるが、流行（ファッション）でいえば、去年はAタイプの洋服が好ましいと考えられていたが、今年はAタイプの服は既に時代遅れとなり、Bタイプの服を着

なくてはならない、というようなものである。さらにその翌年は、もはやBタイプの服を着ていても時代遅れであり、Cタイプの服を着なければならない。この例のように、何が善いのか、何が好ましいのかという判断基準が短期間で変わってしまうのが、変化しやすい価値観である。

　表層的な価値観の内側にあるのが、ゆっくり変化する価値観である。ゆっくり変化する価値観は、流行のように毎年変わるものではない。しかしながら時代と共に少しずつ変化し、30 - 40年を経た後では、その変化が大きなものになっているというものである。たとえば、結婚観がその例としてあげられる。30 - 40年前は、結婚してから子どもをもつのが通常であり、もちろん婚前交渉などはもってのほかであった。世間はそれが望ましくないものだと考えていた。しかしそれは少しずつ変化し、現在では、一緒に住んでから結婚することや、子どもができて結婚することは非難されるものではなくなっている。また、しつけ観もそうである。スパルタ教育というような、権威と力（ときに暴力）によって子どもを叱咤することがよいしつけだと言われていた時代から、今や、そういったしつけは虐待ともみなされるようになっている。このように、短期間でその基準（ものさし）が変化するわけではないが、数十年単位で変化していくものが、ゆっくり変わる価値観である。

　そして価値観の中心部分にあるものが、変化しない（あるいは容易に変化しない）価値観である。ここにあげられるのが生と死であった。「あった」とここであえて言うのは、この部分も、もはや変化するものになっているからである。従来、「生まれること、死ぬこと」、これだけは人間がコントロールすることのできないものだった。人類は長い間、人は生まれるときに生まれ死ぬときに死んでいくという自然の摂理を受け入れて生きてきたからである。ところが、科学技術の進歩によって、ついに生と死も人間がコントロールできるようになった。つまり、この部分も変化するものになったのである。人が人の生と死の価値判断を下すようになり、そこに議論が生じているのである。現代は、生命操作そのものに対する議論と、生命操作を前提として生かすべきか死なせるべきかについての議論が、いのちに対する議論の中に混じりあっているのが現状である。

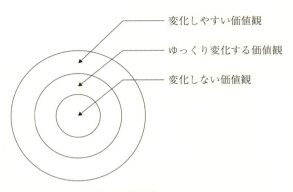

図1-3 価値の三重構造

　では変化しない価値観があるのだろうか。あるとすれば、それは、科学的合理性や効率性の追求においても変化しないもの──真理といわれるものだろう。哲学や神学のように存在そのものを問題とする形而上学や、人間の存在価値や苦しみの意味を語る宗教は、いのちの在り方に大きな影響を与えてきた。欧米で、生命倫理の議論に宗教的立場（とくにキリスト教）が大きな影響を与えてきたのは、宗教のいのちに対する価値基準が容易に変化しないものだからであろう。現在も、病院倫理委員会に宗教者や哲学者が参加したり、医療チームのメンバーとして、宗教者、哲学者、倫理学者等が参加するのは、この価値基準そのものを議論することの意味を示しているものと考えられる。

　しかしながら、宗教に関していえばその立場はときに批判され、また宗教自体の世俗化によって変わらないものとは何なのかが問題とされるようになった。いのちの議論や生命倫理の議論に宗教的立場や宗教性（religiosity）が関与することに危機感がもたれるのは、特定の宗教（宗教者）のもつ権力や排他性がその議論を独占することであろう。しかしそれは宗教性そのものの問題というよりむしろ、宗教的立場がどのように議論に参加するかの問題である。なぜなら議論の独占や排他性を理由として宗教的立場を排除したとしても、特定の思想や先端科学がかわってその立場を独占するだけだからである。いいかえると、生命倫理の議論において宗教を

排除することは、同時に宗教以外の特定の思想や科学が価値判断を独占することをあえて許容することにつながり、結局、宗教と違う名前で同じことが起こるということである。その意味で、後に述べるスピリチュアリティ（宗教性を含むより広い概念）の視点は、宗教的立場と特定の宗教をもたない立場の共存を可能とするものである。スピリチュアリティの本質的概念は、宗教の有無を超えて共有することが可能なものであり、それはまたさまざまな価値観を認める社会が模索する方向であると考える。スピリチュアリティについては、第3章で述べることとする。

　いずれにせよ、いのちそのものが、変化する基準の中で、望ましいものになったり望ましくないものになったりするというのであれば、いのちの価値は常に変化する相対的なものとなり、時代や流行によって、その時々に価値判断を強いられるようになる。時代によって変化する「いのちに対する価値観」――生きる価値があるのか、死ぬべきであるのかといった判断――は、どこに正しさの基準を置いているのだろうか、また、なされる判断は常に正しいといえるだろうか。

　価値判断は、その背後に根ざす何らかの根拠によってなされている。実際、正しいとされていた価値判断が誤りであった例はいくつでもある。その代表的なものは戦争である。正しいと考えられていた戦争が、後になって間違っていたことが明らかになったとき、その当時多くの人が保持していた正しい戦争という価値観は覆される。そのとき、「死んだ人たちは何のために死んだのだろうか」、「あのとき、何のために私は人を殺したのだろうか」という疑問や苦しみが生じる。いのちの問題は、常に、やり直しがきかない（いったん死んだ人を生き返らせることはできない）ため、その苦しみは深いものになる。

　生殖医療や遺伝子操作も、今を生きる人にとって望ましいとされる判断が、その後も正しいかどうかはわからない。つまり、いのちに対する態度は、今ここで問題とするだけでなく、これまでと同様、今後の人類存続に影響を与えるものであることを忘れてはならない。

　このように、いのちについての価値観が多様化する現代社会では、生と

死の基準について何を選ぶかという判断基準が私たちの側に求められる。つまり、何を生まれさせるのか、何を死なせるのか、何を死とするのか、そのような判断の主体が私たち自身になるのである。これは一見、選択の幅が広がり、いのちについての価値判断に大きな自由が与えられたように思われる。しかしこのことは同時に、私たちを厳しい状況に追い込むことになる。なぜならその判断によって、いのちが承認されたり、葬られたりするからである。私たちは、科学の発展を歓迎する一方で、それに伴う責任を問われているということを自覚しておくべきである。

　また価値の議論において、究極的価値や真理を前提におくことは、絶対的価値を認めることであり、それは、価値多様性（ここではいのちの多様性）を否定することになるという議論もある。確かに絶対的価値は相対的価値と相入れず、他の価値観を排除する側面をもっている。相対主義の立場は、絶対的な変わらない価値観など存在しないと主張する。相対主義は、命の議論において、SOL（生命の神聖性：Sanctity of Life）とQOL（生命の質：Quality of Life）を対比させて絶対主義を批判する。つまり神聖なる生命（SOL）はどこまでも守るべきであり、それが延命につながり、結果QOLを損なうという主張である。しかし実際のところ、神聖なる生命は、ありのままで神聖であるがゆえ、いのちを操作する延命は行わないという結論が導かれる。したがって、絶対的 vs. 相対的価値観を、SOL vs. QOL に転換させる議論は成り立たない。

　むしろ絶対主義においての問題は、他の価値観を排除することにある。また相対主義においても、真理など存在しないという主張そのものが、真理になりえないという自己矛盾をはらんでいる。また宗教的立場が介入しないいのちの議論において、日進月歩する科学が正しさの基準になるという現実は、科学が神になったのと同じことである。相対的な科学をその時その時、絶対的なもののように価値の根拠とすることは、常にいのちが相対化されるという危うさをもっている。

　したがって、いのちに対する価値観で重要なことは、絶対主義的いのち観が他の価値を排除することや、相対主義的ないのち観が価値自由を謳う

ことではなく、価値生成における謙虚さ、つまりわからないことの保留である。それが自己と他者の価値観を吟味し、対話することを可能にするのである。自らの「いのち」の「ものさし」は何に拠っているのか——これは自らに問う問題であると同時に、他者との対話においても、また対人援助における実践においても重要なものとなる。CandaとFurman（2010）は、ソーシャルワークなどの対人援助実践は、倫理綱領や正義や人権に根ざしているがゆえに、すでに何らかの価値や真理に関っている。だからこそ、自己の価値観についての洞察や他者の価値観に敏感でなければならないと主張している。

　いのちの捉え方は、何が善いのか望ましいのかという「ものさし」、つまり個人の価値観に拠るところが大きい。しかしそれだけでなく、自分自身が語る「いのち」がどのような場面にあるのかや、どの立場でいのちを語るのかによっても異なってくる。次の章では死生学がどのように「いのち」を捉えるのか、その視点について述べる。

第2章
死生学の捉える「生と死・いのち」

　死生学は2つの視点から、生きること、死ぬこと、またいのちの在り方について考える。ひとつは、生と死・いのちに関する問題をどのように捉えるのかという視点、もうひとつは、生と死・いのちに対してどのような立場で語るのかという視点である。前者はいのちの在り方を議論の客体として捉える視点であり、後者はいのちの在り方を議論する主体を問題とする視点である。

1. 生と死・いのちへのアプローチ

　死生学が扱う「生と死・いのち」の範囲は、狭義の意味から広義の意味までその幅は広い。したがって、死生学はその扱う範囲の違いに応じて、いのちの問題に3つのレベルからアプローチする。1つ目はミクロレベルのアプローチ、2つ目はメゾレベルのアプローチ、そして3つ目がマクロレベルのアプローチである。

ミクロレベルのアプローチ

　ミクロレベルのアプローチは、生と死・いのちを捉える際、その当事者に焦点を当てた議論である。たとえば、死を迎えるその人がどのようなニーズをもっているのか、どのような防衛機制をもち、心理的変化を経て死を迎えるのか、またそれにどのように対処し、その課題は何なのか等、死にゆく人そのものからいのちの在り方を考えるアプローチである。

Stage-Based Model

　ミクロアプローチにおける代表的な研究が、Kübler-Rossの「死ぬ瞬間」(1969) で表わされた死にゆく人の5段階である。Kübler-Rossは、200人以上の死にゆく人（末期がん患者）に直接インタビューすることで、死に向き合う人の防衛機制を明らかにした。そもそもこの研究は、彼女がシカゴ大学ビリングズ病院精神科に勤務していたとき、「死について研究したい」と訪ねてきた4人の神学生の訪問がきっかけであった。Kübler-Ross自身、当然のことながら、死について経験したことはない。死について研究するためには、死に直面しているがん末期患者を先生として、彼らから学ぶことが一番である――そのような彼女の意図から、「死とその過程」に関するセミナーが始まった。

　当時アメリカでは当事者へのがん告知はなされておらず、患者は自分自身ががんであると気づいていても、病名が告げられることはなかった。家族もまたそれを患者に告げることはなかった。患者と家族の間には、偽りのコミュニケーションがとりつくろわれ、末期患者は悲しく孤独な最期を迎えていた。このような状況で、がん患者をインタビューしたいというKübler-Rossの依頼が医師や看護師に受け入れられるはずもなかった。医療者には患者を守る権利があるのだ、あなたは頭がおかしいのではないかと、彼女の申し入れはことごとく拒否された。特に医師たちからは「死体を漁るハゲタカ」と批難されたといわれている。しかしながら、インタビューを受けたいと自ら申し出た患者をきっかけに、このセミナーは、患者の自発的な参加によって継続されていくことになったのである。最初の患者の申し出は次のようなものであった。あるとき、その患者は自らそのインタビューに答えたいとKübler-Rossに申し出た。ところが突然のことだったため、そのときKübler-Rossたちにはその準備がなかった。そこで彼に翌日インタビューすることを約束し、翌日その患者の病室を訪ねた。彼はインタビューに来たKübler-Rossたちを「よく来てくれました」と言って迎え入れ、その後1時間もせずに亡くなったのである。死にゆく人の明日と、そうでない人の明日は同じでものではない。Kübler-Rossは後に、このセミナーについて、最初の患者から学んだことが最も重要であったと

第2章 死生学の捉える「生と死・いのち」

回顧している。

　死にゆく人へのインタビューは、患者自身が話したいことを話すという前提で行われた。しかしほとんどの患者は死について語り、彼らは初めて自分の気持ちを話すことができたと、インタビューそのものを肯定的に評価した。つまり、これまで誰にも話すことのできなかった自分自身の死の問題やいのちについての思いを初めて表出できたことが、患者自身の語りに意味を付与したのである。患者は死について話すことを望んでいる——それは、これまでの医療における価値観を転換させ、この研究の価値と重要性を高めたのである。

　この一連のインタビューの分析から、Kübler-Rossと神学生は、死という危機的な状況に直面し、患者がどのように身を守っていくのかという「死に対する防衛機制」を明らかにした。これが死への5段階といわれる理論である。厳しい病状を伝えられ、それを受け入れられない「ショックと否認」、なぜ私にこのようなことが起こるのかという「怒り」、よい生き方をするから病気を治してほしいと交換条件を提示して病気の回復を神に願う「取引」、病気による過去と現在の喪失に対する反応抑うつと、これから起こる喪失（死）に向き合う準備抑うつという2つの「抑うつ」、そして死の「受容」の5つの防衛機制である。死の受容は常に幸福な最期を意味するのでなく、感情が欠落し周りへの関心が薄れ、周りの事柄にとらわれなくなる等その形はさまざまであり、最後に「デカセクシス」の状態になることを加えている。またKübler-Rossは、患者がすべての段階を通してもっているものとして「希望」をあげている。Kübler-Rossの否認から受容までの5段階は、死にゆく人の防衛機制を段階ごとに考察する特徴をもつため、Stage-Based Model（段階型モデル）ともいわれる。

　Kübler-Rossの研究が発表されて以降、がん患者の死の5段階だけが先走り、末期がん患者を扱う医療者たちの間で、患者を5段階に当てはめてケアしようとする動きが強くなった。しかし、この防衛機制は2つの段階を行き来することや、同時に2つの防衛機制をもつことがあると、Kübler-Ross自身も主張しているように、重要なのはその段階ではなく、死にゆく人がさまざまな防衛機制をもちながら生きていく存在なのだとい

う点である。人の生き方が個別的であるように、その死も個別的である。しかしながらこの理論については、実証されていないことへの批判や、死にゆく人への関わりや周りの環境等、死のプロセスに影響を与える要因が考慮されていない（Kastenbaum, 2009）などの批判がなされている。

Task-Based Model

同じくミクロアプローチとして、死に直面する人を、死という課題に向き合うという視点から理解する理論も登場した（Corr, 1992）。これは、Task-Based Model（課題遂行型モデル）といわれるものであり、死に対する積極的な対処の仕方に注目したものである。Kübler-Rossの「防衛機制」が、「死」という思いもよらない危機に対する受動的な反応の過程（reactive process）を分析したものであったのに対し、Corrの課題遂行型モデルは、死にゆく人を、自分の死に向き合いその課題に対処（coping）する能動的な過程（active process）にある人と理解している。ここでいう対処（coping）とは、自分のもっている資源を超える内的、外的要求をマネージするために、絶えず変化する認知的行動的努力のことである。Corrの死にゆく人の課題は、全人としての身体的、心理的、社会的、スピリチュアルな領域それぞれにおける課題であり、それは、各領域のニーズをどのように満たしていくかという主体的取り組みである。

身体的ニーズは、身体的痛みから解放されたい、身体的に楽になりたいという種のものである。がん末期の疼痛は厳しい。この痛みから解放されたいという身体的ニーズが満たされなければ、他のニーズは表出しないといわれるように、どんな治療法を選択するのか、どのようにこの痛みに向き合うのか——徹底的な治療か緩和ケアか——その選択は患者自身が行う。つまり、自らの価値観に照らし合わせた選択を主体的にしていくことが課題となる。心理的ニーズは、安定した、落ち着いた気持ちでいたいというものである。必要なら精神科や心療内科の受診、投薬、あるいはカウンセリングなどによって、そのニーズを満たしていくという課題がある。そのためには自らの心理的状態に向き合う必要がある。社会的ニーズは、家族，友人、社会との関わりを維持したいというものである。人は、社会

第2章　死生学の捉える「生と死・いのち」

的存在であり、その役割を喪失することで孤独を感じ、存在意味を失う。できるだけ自分にとって重要な人間関係を維持したい、あるいは強めたい、そのためにどうすればよいのか等がその課題に向き合うことである。そして、スピリチュアルニーズは、自分の存在や人生の意味を見いだしたいというものである。これまでの人生を振り返り、自分の人生をまとめ、自分自身の存在価値や人生の意味を見いだしていくこと、超越的な視点をもつことや死後についての希望を見いだすこと等が重要な課題となる（スピリチュアルな課題については、第3章で詳しく述べる）。

このように Task-Based Model（課題遂行型モデル）は、死に向き合うその人自身が、積極的に自分の人生に関わり、自らのニーズを満たしていくためにどのように対処すればよいのかという視点から死にゆく人を捉えたものである。表2-1は、2つのモデルを説明したものである。

表2-1　Stage-Based Model と Task-Based Model

Stage-Based Model	Task-Based Model
防衛機制　Defense Mechanism	課題遂行　Task Work
予期せぬ事態への反応とその防衛	ニーズを満たし、自分の求めるものを獲得し、目標を達成するための特別な努力
消極的、受動的 Reactive　Process	積極的、能動的 Active　Process

臨床現場での問題点

死にゆく人を捉えるミクロアプローチは、死をただ単に治癒しなかった結果として捉えるのでなく、まさしくそこに、死に向き合いながら生きる人がいるのだという視点を与えるものである。当事者視点のミクロアプローチは、「生きる人」が、医学の対象だけではないことを、また彼らが感情をもち、社会関係をもち、存在そのものの意味を問う全人的存在であることを気づかせてくれたといえる。その意味で、このアプローチは、いのちの在り方や、いのちを捉える視点に大きく貢献したのである。

しかしながら、死にゆく人を捉える際、常に問題になるのが、医療者の

視点である。現在の緩和ケアでは、スピリチュアルケアに焦点が当てられ、そのケアのために、スピリチュアルペインをアセスメントすることが注目されている。これはややもすると、患者という当事者視点より、アセスメントする側やケアする側にとっての視点が強調されることになる。たとえば、患者が死を受容したかどうかについて、臨床現場では関わる側の観点から分析することがある。Kübler-Rossの死の5段階が注目された当時も、アメリカではこのような傾向がみられた。つまり5段階に沿って患者をアセスメントしようとしたのである。しかし、実はそのような分析は真の患者の姿から離れていく危険性がある。死を受容したかどうかは、その人に本当の意味で関わった人にしかわからないとKübler-Rossが主張したように、関わる側は、援助者として死を見るのでなく、当事者が見つめる死を見つめ理解しようとする立場であることを忘れてはならない。

メゾレベルのアプローチ

　メゾレベルのアプローチは、当事者の死という視点から視野を広げ、死にゆく人に関わる人（家族や友人）や死にゆく人の環境を対象としていのちを捉えるものである。したがって、メゾアプローチには、死にゆく人に関わる人や家族へのケア、死にゆく人のもつ環境としてのホスピスケアやターミナルケア、そして遺された家族の悲嘆に関するグリーフケアやグリーフワークといわれる問題が含まれる。

　ミクロレベルのアプローチで明らかになったように、がん末期の患者は、すべての場面において、いまだ「全人」として捉えられているとは言い難い。最後まで生きる人であるはずの人間が「患者」として病院システムや治療システムの中に組み入れられたとき、その存在は、病院や医療の一要素となってしまう。メゾレベルのアプローチは、このような、死にゆく人を取り囲む環境、システム、また死にゆく人に関わる人に焦点を当てるものである。以下に、メゾアプローチが捉える死にゆく人の置かれている環境や死にゆく人に関わる人の問題を考察する。

病人の役割理論

　人がそれぞれの地位にふさわしい役割を演ずることで社会生活が営まれると考える役割理論は、第二次世界大戦後のアメリカ社会学で発達した。役割理論は、社会が複数の地位で構造化された無数の場によって成り立っていることを前提とする。そして役割を、それぞれの地位にある人が果たすべき行為の内容とし、行為者が役割を果たすことと、周りが役割期待することで、秩序ある社会が成り立つとしている。したがってもし地位と役割がなければ社会は複雑すぎて維持できない。地位と役割は複雑性を縮減するからである（Luhmann, 1996）。人の役割はひとつではない、たとえばある人は、家庭では母親と妻の役割をもちながら、職場である病院では医師の役割を演ずることもある。またある人は、家庭で父親と夫の役割をもちながら、会社では営業部長の役割を演じていることもあるだろう。このように人は、複数の地位と役割をもっている。そしてすべての社会的役割には、権利と義務がある。会社で働く義務（自分の役割を果たす義務）をもつのと同時に、報酬を受ける権利やよい環境で仕事をする権利をもつのである。つまり社会的役割は、権利だけ、義務だけでは成立せず、この両方が求められる。

　Parsons（1951）は、この役割理論を「病人」に当てはめて、「病人の役割理論」としてその権利と義務を説明した。病人は、割り当てられた仕事や役割を免除される権利を有する。言い換えると社会的義務の免除である。たとえば、病人が親である場合は、子どもの世話や責任が免除される。また病人が学生の場合、その人は学校に行くことが免除されるだろう。そして、入院中は治療やケアを受ける権利が与えられる。このような権利は必ず義務と表裏一体になっている。つまり、病人は役割を免除され、ケアを受ける権利をもつのと同時に、その病気を治すために努力するという新しい義務を負うのである。たとえば、決まった時間に服薬する、外出制限を守る、医師の指示に従った治療を受ける、そのため医療スタッフに協力するといったものであり、このような義務は、病人役割として新たに発生する義務である。また病院のルールに従うことや治療費を支払うといった社会的義務も発生する。このような権利と義務は、病人が回復を望むことを

前提としており、現代医療においては、入院治療が始まると同時に病人に付与されるものである。そしてこの権利と義務を遂行することが病人の役割として期待されてきたのである。

病人の役割理論にはいくつかの批判もある。たとえば、これらの権利と義務は、急性期には当てはまるものの、慢性病の病人には当てはまらないというものや、ここでいわれる医師と患者の関係性が、医師を頂点においた伝統的な臨床場面を前提としていることに対する批判などである。SzaszとHollender (1956) は、医師と患者の関係性は症状によって異なるとし、「昏睡や精神錯乱」、「急性期」、「慢性期」に代表される3タイプの症状をあげ、それぞれに対応する医師―患者関係を、「能動―受動関係 (Activity-Passivity)」、「指導―協力関係 (Guidance-Cooperation)」、「相互参加 (Mutual Participation)」というモデルで説明している。病人役割に対しては批判があるものの、病人をひとつの地位と捉え、その役割に焦点を当てて理解したことは、病む人とその医療環境のあり方を考えていくきっかけを与えるものとなった。

死にゆく人の役割理論

病人は、どのような場面であっても病人役割を果たすべきなのだろうか。高度な医療が人の生活そのものを独占している医療現場では、病気の治療や治癒が目的とされてきたため、たとえ病気が治らない場合であっても、また死を迎える終末期の人であっても、病人と同様の役割を負わされてきた。そのため皮肉なことに、「死にゆく人」が、自分自身の果たすべき役割を放棄しなければならない状況が生まれてきた。たとえば死にゆく人の、「遺される家族のために何かを残したい」、「少しの時間外泊して家族と過ごしたい」、「やり残したことのために時間を使いたい」というような願いは、治療を優先させ、患者に病人役割を負わせる医療システムでは認められないものであった。

このような疑問から生まれたのが、死にゆく人の役割理論 (Noyes & Clancy, 1977) である。彼らは、死にゆく人が苦しむのは、病人の役割と死にゆく人の役割が明確に区別されていないからであると主張し、特に医師

に対して、2つの役割の違いを明確にすることの重要性を訴えた。

　死にゆく人は、病気を治療する患者とは異なる立場にある。その決定的な違いは、「病人」は「治る人」であるが、「死にゆく人」は「治らない人」だという点である。病気の人は「病人」としての一時的役割をもつにすぎないが、「死にゆく人」は、その人の全人生がそこに集約するのであり、「病人」に期待されるような、治ることを前提とした、一時的役割理論を期待するのは誤りである。

　彼らは、病人と死にゆく人の根本的な違いを前提におき、死にゆく人の役割を提示した。死にゆく人は、病人役割に課されていた「治療のための義務」は免除され、「特別なケアを受ける権利」が与えられ、さらに「自分の人生を生き切る権利」をもつと主張する。そしてそれに応じて、自分の人生を医療者や周りに依存することなく、死にゆく人自身が「自律した生き方を選び取る義務」が生じると主張する。

　このように病人と死にゆく人の役割の違いから、死にゆく人に対する環境（医療システム）も病人とは異なるものとなる。

死にゆく人の環境／システム

　図2-1は、病人の役割を強調した伝統的モデルである（Flexner, 1977）。現在もまだ、最先端の医療現場ではこのシステムが用いられている。伝統的モデルでは、医師が治療についての最高意思決定者であり、主たる役割を果たし、医師を取り囲むチームは二次的役割しかもたない。そして治療の方法も、その有無も、病人が決定することはない。このシステムは、病人とその家族に患者としての病人役割を要求する。そして患者はその指示に従い、治療を受け、病気を治し、退院するというものである。しかし先に述べたように、死にゆく人（治らない人）は病人とは異なるため、伝統的モデルとは異なるモデルが求められる。図2-2は、それを示した理想的ケアモデルである。医師であるFlexnerは、治療において最も権威をもっている自らが、患者に関わる時間が最も少ないことを指摘し、死にゆく人に関わりケアする立場としてふさわしいのは医師ではないと主張した。彼は患者にはチームで関わる必要があるとし、そのチームを"Dying

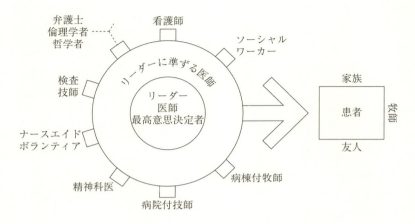

図 2-1　伝統的モデル

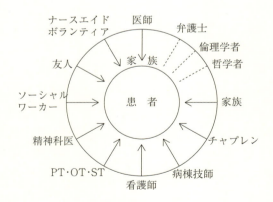

図 2-2　理想的ケアモデル

出典：Flexner, J. M.（1977）. Dying, death, and the "Front-Line" physician, In *Dying and Death : A Clinical Guide for Caregivers*. Ed. David Barton, p. 181.（筆者訳）

Team" と名づけた。そして Dying Team の専門職はすべて中心に位置する患者のニーズに関わるのであり、そのためには、自らを患者の立場に置くことが必要だとするケアのあり方を提言した。また Flexner は、このモデルは死にゆく人を前提に考えたものではあるが、患者が治癒する病であってもこれが適用されるべきだとしている。

　この図から明らかなように、伝統的モデルとは異なり、理想的ケアモデルには指示系統を示す矢印がない。つまりこのモデルは、意思決定者は患者自身であり、医師を含めすべての専門職は等距離で死にゆく人に関わることを示している。また、専門職者だけでなく、患者の家族や友人も同じ円上に位置している。つまり、自律して生きる患者が自分の生き方に責任をもち、専門職と家族・友人がチームとして死にゆく人を支えるというモデルである。現在ホスピスケアや緩和ケアではこのようなモデルが一般的になりつつある。
　さらに特徴的なのは、患者のいる中心円の周りの円の中に家族が位置している点である。家族は、愛する人をサポートする存在であると同時に、チームからサポートされる存在なのである。なぜなら、家族は、自ら愛する人と別れるという大きな経験をするからである。そのため、家族もまたケアの対象とされている。近代ホスピスではその最初から、死にゆく人だけでなくその家族もケアの対象として含まれてきたという経緯がある。このモデルは、家族は死にゆく人を支えると同時に、死別の悲しみ（予期悲嘆や死別後の悲嘆）をケアされる存在であるという視点が含まれている。
　ここで重要なのはこの円が意味するものである。等距離で患者や家族に関わる専門職者は皆、チームメンバーである。ではこのチームは何によって繋がっているのだろう。専門職者がその立場からそれぞれの主張をするだけであれば、チームは成り立たない。チームが繋がるためには、ひとつの共通基盤が必要となる。この円が意味するところ、つまりチームをチームたらしめるのは、メンバーがもつ共通の人間理解である。専門性や患者のためにという思いはもちろん、それをも超え、メンバーがもつ人の生と死、いのちについての価値観が、このチームの働きを左右する。なぜな

ら、それぞれがいのちに対して異なるものさしをもっていては、方向性が定まらないからである。したがって、いのちに対する見方や価値観の涵養は、チームアプローチを有効にする鍵なのである。

これまで述べてきたように、「病人」と「死にゆく人」が社会関係の中でもつ役割の違いを明確にすることで、死にゆく人をどのような環境で見守るかについて新しい見方が必要になった。患者を「病人」とみることから、「死にゆく人」とみるという価値転換によって、新しいモデルが提唱されたのである。

悲嘆の課題　グリーフケア、グリーフワーク

愛する人と死別した人の悲嘆、グリーフケアやグリーフワークもまたメゾアプローチの重要な課題である。ここで悲嘆理論そのものについて述べることはしないが、悲嘆がどのように捉えられてきたかについて触れておきたい。

死別経験がその後の人生に与える影響は大きい。そのため伝統的な悲嘆研究は、悲嘆者が悲嘆から回復し、健康を取り戻し、生活への適応ができるようになることを前提としてすすめられた。そして悲嘆者の悲嘆症状や不適応、悲嘆によるシステムの機能不全などに焦点が当てられてきた。また悲嘆のプロセスは、位相・段階モデル（Bowlby, 1961; Parkes, 1970）として説明されたり、適応に向かうために遂行する課題モデル（Worden, 1982）として説明された。しかしこれらの理論に対して、悲嘆そのものを回復すべきものと理解しているという批判や、悲嘆の完遂を目的としているという批判が生まれた。そこで、悲嘆からの直線的な回復や適応を前提とするのでなく、悲嘆を喪失志向と回復志向の間を揺らぐ対処のプロセスと捉える悲嘆の二重プロセスモデル（Stroebe & Schut, 1999）が提示された。さらに近年は、グリーフワークに何らかのゴールをおこうとする段階、課題、プロセスの理論とは異なった形で、悲嘆からの再生が理解されるようになった。悲嘆の体験は、死に直面するのと同様、人生の危機と捉えることができる。また、死が人の最後の成長の機会であるのと同様、悲

第2章 死生学の捉える「生と死・いのち」

嘆もまた危機的状況にある人がそこから成長していく機会である。悲しみの中にある人が喪失の経験から、世界を学びなおすこと（Attig, 1996）、喪失を意味あるものにすること（Davis & Nolen-Hoeksema, 2001）、また意味を再構成するための意味生成活動（Neimeyer, 2001）などの重要性が認識され、悲嘆経験が人間的成長を生み出すストレス関連成長やレジリエンスなどが注目されている。

このような流れは、悲嘆を身体的、精神的健康や生活適応を阻害するネガティブなものだと捉えるメディカルモデル的な視点から、悲嘆者が主観的に捉える意味づけや、悲嘆経験による成長といった悲嘆のポジティブな側面に重点が置き換えられたことによる。そこには、悲嘆から生まれる苦しみは、身体的側面や情緒や認知機能だけで説明されるものでなく、共同体と他者、また人間を超えるものとの関係性によって得られる新たな世界観によって理解されるものだという背景がある。この流れは、後に述べるQOL研究においても同様である。

悲嘆研究はなお身体的、心理的、社会的側面が強調されたものが多い。後に述べるように、人間の well-being は、身体的、心理的、社会的側面だけで語ることはできず、悲しみを抱えてなおそこに意味を見いだしていくという、実存的・スピリチュアル領域が考慮されるべき段階にきている。近年、世界各国での死生学における悲嘆研究は、人を全人的視点から理解しようとする立場から、そもそも悲嘆とは何なのか、グリーフケアとは何なのか、またその目的は何なのか、といった本質的な議論が生じている。死にゆく人へのアプローチが医学的視点から全人的視点へ移行してきたのと同様、悲嘆やそのケアへのアプローチも移行期にあるといってよいだろう。このようなパラダイムシフトは、後に述べるQOLの議論がたどってきたプロセスに一致している（詳しくは第4章参照）。ミクロやメゾのアプローチは、その究極的目的を、全人である当事者のQOL向上に向けられなければならない。

これまで述べてきたように、死にゆく人の環境を理解するための「死にゆく人の役割理論」や新しい「理想的ケアモデル」、また死にゆく人に関わ

る人を対象とする悲嘆研究やそのケアは、死生学が対象とするメゾレベルにおける重要な研究領域である。

マクロレベルのアプローチ

3つ目は、マクロレベルのアプローチである。このアプローチは、当事者、家族やその環境を超え、より広い視点から死を捉えるものである。個人の視点ではなく、社会や文化が、生と死、いのちをどう捉えるのかという視点である。社会としてのいのちの見方、生と死の捉え方、またそれに伴う具体的なルール作りもここに含まれるため、生命倫理という形で議論されることが多い。

たとえば、「死の定義」についての議論はマクロレベルのアプローチである。死の定義は、その社会や文化のいのちに対する態度が反映され、社会的合意として決定される。たとえば社会が、脳死を人の死と認め、具体的な法制度を整備していくための議論は、その社会の捉える死の在り方に基づくものであり、当事者や家族の個別の思いを超えたものとして議論される。安楽死や尊厳死の問題も、いのちの終わりについて、社会がどう判断するかという問題であり、これもマクロレベルのアプローチである。

また、いのちの誕生についても同様である。新型出生前診断が注目されているが、出生前診断とそれに伴う選択的人工妊娠中絶について、社会はそれをどう捉えるのか、また不妊治療として代理出産や非配偶者間人工授精を用いた場合、それによって生まれる子どもの出自を知る権利をどのように保障するのか、これもまた、社会がどのようにいのちを捉え、そのルール作りや制度を整備していくかという問題である。

何を生まれさせ、何を死なせるのか、いのちの選択は可能であるか、可能であるとすれば、どこまで可能であるか。それについて社会はどのように考えルールを作るのか。これがマクロレベルのアプローチであり、扱う範囲も広く、その議論も多様な視点から行われる。生命倫理を含むマクロアプローチについては、議論の幅もその内容も多岐にわたるため、機を改めて論じたい。

第2章　死生学の捉える「生と死・いのち」

　これまで述べたように、死生学は、ミクロからマクロのレベルまで幅広くいのちを扱うものである。そしてさらに重要なことは、このような人間や環境のさまざまな側面を議論する死生学は、いのちや人間存在そのものを考える形而上学といわれる宗教や哲学はもちろん、倫理学、法学、社会学、社会福祉学、心理学、医学、看護学、教育学、文化人類学などさまざまな学問を援用する学際学問であるという点である。死生学は、あるとき突然、固有の学問的体系を伴って出現したものではない。医学や科学の対象であった人間の生物学的側面、心（マインド）や社会関係を中心として研究されてきた心理社会的側面、また哲学や宗教が対象としてきた人の存在そのものや「生き死に」の問題について、現代的課題を含めさまざまな学問からアプローチしようとするものである。全人としての人間は、ひとつの学問のみによって理解することはできないことから考えると、人のいのちを理解するための学際的アプローチは当然の帰結であり、人間を理解し、いのちを考える上で重要なアプローチだといえる。

2. 生と死・いのちを語る立場　　人称から見るいのち

　もうひとつのいのちの捉え方は、いのちを語る立場であり、これは「人称」によって異なるがゆえに重要な議論である。
　死を人称の立場で捉えたのは、フランスの哲学者であるJankélévitchである。日本ではジャーナリストの柳田邦男氏が死に関わる具体的問題についてこの立場を展開し、死生学領域では馴染みの深いものになっている。
　ここでいう人称とは、一人称、二人称、三人称という語りや主体の立場である。つまり、物事を議論するとき、「私」の問題として判断するか、「あなた」という関係性をもつ人の立場で判断するか、あるいは「第三者」としての一般的立場で判断するかによって、議論の軸足が変化する——どの立場で議論するかによって、死の捉え方が異なる——ということである。簡単に説明すると次のようになる。
　三人称の死は、語る人自身と個人的な関係をもたない人の死である。た

39

とえば、テレビやニュースで見るような交通事故の犠牲者であったり、どこかの病院で亡くなる知らない人の死である。このような三人称の死について、ニュースを聞いて涙を流したり、胸が締めつけられるような思いをすることはない（もちろん同様の経験をした人が、その出来事を自分のことのように受け止めることはあるだろう。しかし自分のことのように受け止めるという時点で、既にこの立場は三人称の死の見方ではなくなっている）。つまり客観的な出来事としての死なのである。Jankélévitch（1966）もまた、三人称の死は、概念的に把握された死であるとしている。

　しかし二人称の死はそうではない。二人称とは、語る人自身が「あなた」と呼ぶことのできる対象を指す。したがって二人称の死は、私にとっての「大切な人の死」ということになる。自分自身と関係性をもつ人の死は決して客観的な出来事ではなく、悲しみや苦しみを伴う主観的、感情的な出来事になる。二人称の死の見方は、三人称でいう客観的な死とは、根本的にその立場も感じ方も異なっているといえる。

　そして一人称の死は、いうまでもなく語る人（私）自身の死である。自分自身の死は、大切な人たちとの別れという意味では二人称と同様であり、主観的であり、さまざまな感情を伴う出来事であるといえる。しかし二人称の死との違いは、二人称の死が、愛する人との別れの後もなお生きる自分自身が在るのに対し、一人称の死は自らの存在が死すことであるため、自分自身の人生（生きてきたことや死ぬこと）に対する主観的意味づけや、死後どこへ行くのかといった死を直視した問題に向き合う点である。

　死について語るとき、私たちがとる立場は三人称であることが多い。つまり、死とは何か、死ぬとはどういうことかについて語る場合、それを自分自身の死（一人称の死）や私にとって大切な人の死（二人称の死）と捉えることは少なく、むしろより一般化された三人称の死として客観的に語る傾向がある。新聞やニュースで語られる生と死もまた、この立場である。さらに生命倫理の問題は、通常客観的（三人称的）に議論され、一、二人称で語ることは少ない。

　第1章で述べたように、死を自分自身のもの、あるいは大切な人のものとして考えることは、日常生活の中でそれほど多くないのが現代社会の在

り様である。現代社会では死を迎える場所はその8割近くが病院であり、自宅での看取りは行われず、ましてや自分の死について考えることはほとんどない。生まれる子どももまた病院が人生のスタートの場であり、その生まれ方も医療の関わりが大きくなっている。リアルないのち観が根付かず、バーチャルないのち観が蔓延する現代社会は、三人称の立場でいのちを捉えることを得意としてきた。しかしながら、三人称の立場のみでいのちを議論することには大きな落とし穴がある。それは、当事者の視点を考慮しない議論の不十分さや危険性である。

柳田邦男氏は、脳死議論が始まった当初、脳死者からの臓器移植に賛成の立場をとっていた。彼は脳死についてその著書『犠牲　サクリファイス――わが息子・脳死の11日』で次のように述べている。

> これからの時代は、……脳死をもって人の死とする考え方に切り換えていかねばならないだろうと考えていた。というのは、私は物事を判断するときに、科学的な合理性というものを大事にすることを、信条にしてきたからだった。(pp. 212-213)

ところが柳田氏は、こころを病んでいた次男洋二郎氏が自殺未遂し、その後11日間の脳死状態を経て死亡するという経験を通して、次のようにその考えを改めている。

> 毎日、私が会いに行き、「おい、洋二郎」と声をかけると、血圧も心拍数も上昇する。看護婦が「あら、上がった」と驚く。……顔も胸も血色がよく、あたたかい湿り気がある。この身体にメスを入れて、心臓を取り出すことなど、私にはとてもできないと思ったとたんに、脳死をわかったつもりでいたそれまでの私の考えがぐらついてしまったのだ。(p. 214)

これは、今まで三人称の立場から脳死を語っていた柳田氏が、自身の息子の脳死を体験し、当事者（二人称）として脳死を語るとき、もはや三人

称の立場で語れないことを示したものである。第1章の価値観の議論でいうならば、三人称の立場で脳死臓器移植を肯定する際に使っていた「科学的合理性」というものさしは、二人称の立場になった途端、使えなくなったということである。人称の立場の違いは、その人のもつ価値観、世界観を覆すのである。

　現代は人の生きること死ぬことの中に、医学や科学技術が入りこみ、人間がさまざまな形で生と死をコントロールすることが可能になってきた。脳死臓器移植、安楽死、遺伝子治療、出生前診断、人工妊娠中絶、クローン人間の可能性やその是非について、客観的データに基づいて議論することはたやすいといえる。しかし、第三者の立場で客観的に語られることが、自分の身に起こったとき、あるいは自分の家族に起こったとき、私たちは同じよう語ることができるのかというと、必ずしもそうではない。つまり、「生と死」を考えるとき、その立場におかれた人（当事者）を視野に入れて考えていかなければ、本当の意味での議論はできないのではないか——これがいのちの議論における現代的課題となってきたのである。現在、当事者の語りから、生の在り方、悲しみや苦しみの意味を再構成することの重要性がいわれるのは、そのためである。
　さらに実生活を振り返ってみると、私たちは病や障害に苦しむ人や高齢者を、どこかで「自分たちと違う種類の人」として区別し、第三者的に彼らに関わる議論を展開することが多い。三人称でのいのちの議論は、常に第三者が見ている世界観を根拠にして語られる。それゆえ、今まさにその立場にある人やその家族（一人称や二人称）を考慮することはない。また、第三者が客観的に見る世界観は、ステレオタイプであることが多く、悲惨さやしんどさのみがクローズアップされ、幸せや喜びが低く見積もられる。当事者の世界がいかに豊かであろうとも、その世界を知らない第三者は、そこに目を向けることができないのである。
　このことについて、いくつか例を掲げてみたい。次の詩は、脳性麻痺の富永房江氏の「勝手にするな」という詩の冒頭部分である。

第 2 章　死生学の捉える「生と死・いのち」

「不幸な娘だと　かわいそうな娘だと

人はわたしに言うけれど

勝手に決めるな　ばかやろう

一目見ただけの人間に何がわかる

私の幸せ知らないくせに

勝手に決めるな　ばかやろう」

青山良子（1997）『福祉の現場で働くあなたに伝えたいこと —— 出会った人、学んだこと、考えたこと』pp. 101-102

　この詩は、三人称の立場で彼女を見る人に対する、一人称の立場から投げかけられた厳しい問いかけである。私たちは、「これができない人はかわいそう」「このような状態の人は気の毒だ」という考えを出発点とし、それを信じてその人を評価しようとする。さらに多くの人は当事者の視点をもたないがゆえに、そのような自分自身の態度について何の疑問も問題も感じないのである。その根底には、私はこういう人でなくてよかったという気持ちが働き、脳性麻痺の人に対しても、かわいそうだ、不幸だ、だから不幸な人は少ないほうがよいのだと考える。このような考えをもっていると、たとえば、胎児に障害があることがわかれば容易に、堕胎するのが幸せであるという考えにつながってしまう。

　しかし、富永氏は、私は幸せだと訴える。私たちはどれほど一人称の立場に近づくことができるのだろう。「そうはいっているけれど、強がりなのではないか？本当は不幸なのではないか」と思うほどに、私たちのステレオタイプは、私たちの感性をむしばんでいるのである。

　私たちは子どもの時から、あの人より優れている、あの人より劣っているという相対価値の中で評価され生きてきた。学校では人と比べられ、進学、就職も人と比べられ、社会人となっても常に人と比べられ、また自らもそのように自己評価してきた。現代社会の中で生きる私たちは常に、相対価値の中で評価されているのである。そのような私たちにとって「障害者＝不幸」という図式は意識の奥深くに埋め込まれてしまっているのかもしれない。

また以下は、18年間寝たきりの妻を介護し看取った70代の男性からのメールである。介護16年目、心筋梗塞を起こし救急車で運ばれた妻が、いつ亡くなってもおかしくない状態だと医師に告げられた際、彼は「これまで一緒に生きてきたのだから最期は自宅で看取ります」と、妻をICUから自宅に引き取った。その際、筆者に送られたものである。

　　私がかけつけた時はまるで死んでるように見えました……救急医の話では、心筋梗塞を起こしてるが、手遅れでカテーテルなどは出来ず手の施しようがない。いつ再発するか予断を許さないということなので、最期を自宅で看取ることにしまして、自宅に引き取りました。しかし奇跡的に、「退院して1ヶ月後の誕生日」を迎えることができました。思えば、最初に倒れてから16年の長きにわたり、身動きもできず、言葉も話せない苦しい中で家族の生きる支えとなってくれたことは、どんなに感謝しても、し足りません。主が彼女を苦しみから解放するために召されるのであろうと思いつつも1日でも長く生きて欲しい気持ちを抑えることができない日々を過ごしております。

18年も妻を介護している夫に対して、「なんと献身的なことか」と、また介護されている妻に対して、「幸せ者だ」と周りの人々は評価する。しかし、一人称の彼の生活は、妻の介護の大変さより、妻への感謝であふれている。「苦しい中で家族の生きる支えとなってくれたことは、どんなに感謝してもし足りない」というのである。三人称の捉える世界観はステレオタイプに偏る傾向があり、その見方がいかに硬直したものであるか、また多くのものを見えなくさせているかに私たちは気づいていない。
　このように第三者から見ればマイナスにしか見えないものでも、本人にとっては必ずしもマイナスとならない、むしろプラスに働いているものがある。それが、一人ひとりが見つける「生きる意味」である。
　人は肉体だけの、目に見えるだけの存在ではなく、こころとたましいと身体が統合されて生きるものである。病のないこと、障害のないこと、知的レベルの高いこと、そういったものから転じて人間存在を統合しているものに目を向けるとき、科学や客観的基準が是としている世界とは違うも

第2章 死生学の捉える「生と死・いのち」

のが見えてくる。そうした生き方を選択している人やその価値観を認めていくのが共同体としての人間の在り方ではないだろうか。

　これまで述べてきたように、三人称で語るとき、語る側は常に対象となる人たち（たとえば、高齢者や障害者）をひとつのカテゴリーにまとめて、遠くから眺めて議論する。その際、自分自身はそのカテゴリーに入っていない。にもかかわらず、そのカテゴリーの人たちのことを理解しているかのように、「この種の人たちにはこのようなケアを提供すればよい」「このような制度を作れば彼らのためになる」と議論する。しかし、三人称の立場でそのように語っていた人自身がそのカテゴリーに入ったとき、つまり当事者(たとえば、高齢者や障害者)となったとき、はじめて自身の考えが、当事者視点からかけ離れていたことに気づく。つまり、人称の立場が変わることで、それまでもっていた価値観が覆されるのである。そしてこれはその逆も言える。それは、人称の立場を変えないがために、どうしても見えない世界観があるということである。

　三人称の視点は、冷静で客観的であるため、政策や制度の構築には重要である。しかしながらこの見方を押し進めてしまうと、そこで起こっている喜びや、豊かさまでもが見えなくなるのである。

　人の苦しみや喜びに近づこうとするなら —— それが直接的ケアであっても制度やシステム作りであっても —— その人を１つのカテゴリーに入れて遠くから眺める議論には意味がない。その人にしかわからない、一人称の世界、ここに近づこうとしない限り本質的な関わりも議論もできないのである。現在、いのちに関わる議論に、一人称や二人称といわれる当事者が参加することの重要性がいわれるのはこのような点からである。

　一人称の主観的な領域であり、その人にしかわからない、その人の核心部分。これが、スピリチュアリティである。スピリチュアリティは、人が生きることに向き合うとき重要な概念として注目され、世界保健機関においても認められている。スピリチュアリティの議論は、第３章で述べる。

3. 生と死・いのちを見つめる視点の関係性

　これまで述べてきた3つのアプローチと3つの人称の関係は、ミクロレベルが一人称に、メゾレベルが二人称に、そしてマクロレベルが三人称に呼応するように見える。しかし実際には、この2つは縦糸と横糸のように絡み合っている（図2-3）。たとえば、死にゆく人に焦点を当てるミクロアプローチにおいて、自分自身が死に直面していればそれは一人称の立場での語りになるが、自分自身が家族である場合は二人称の問題となる、また一般論として死にゆく人の立場を論じるのであれば、それは三人称の問題となる。メゾアプローチにおいて、死にゆく人への関わりを議論する際も、一、二、三人称の視点は重要である。すでに述べたように、Flexnerが提唱したチームアプローチ「理想的ケアモデル」は、関わる側の人間が死にゆく人の立場に自身の身を置く必要があるという主張から生まれたものである。つまりこのモデルの根底には、死にゆく人に対する専門家の関わりが三人称であったことへの反省があった。したがって死にゆく人のケアや環境を問題とする場合も、人称の立場の議論は重要となる。また、悲嘆やグリーフケアについても、愛する人を失った人自身にとって悲嘆はあくまで一人称の問題であるが、ケアに関わる者は二人称に近い立場であることが必要とされている。マクロレベルのアプローチも同様である。生命倫理の議論やいのちに関わる法制度上のルール作りはマクロレベルの課題ではあるが、問題そのものに関わる当事者にとっては、一人称や二人称の問題として議論される。柳田氏の例のように、脳死を認めるか否かは、三人称の立場と一、二人称の立場では明らかに異なる。また、子どもをもつために自分自身がどこまで生殖医療を用いるのかという問題は、制度上の議論とは別に、一人称や二人称の問題となるのである。このように生命倫理に関わるいのちの定義や法整備は、三人称で議論されるが、その決定は一人称であり、個人の価値観が反映されるのである。

　このように、死生学は、扱う問題の捉え方（アプローチ）とその問題を語る立場（人称）とが、縦糸と横糸になって織りなされ、そこに学際的視点

第 2 章　死生学の捉える「生と死・いのち」

が組み込まれた布のようなものと捉えることができる。

	一人称	二人称	三人称
ミクロレベル	死にゆく人（ニーズ、防衛機制、課題）		
メゾレベル	死にゆく人を取り囲む人・家族・環境（終末期ケア、グリーフケア）		
マクロレベル	社会や文化の捉える死（生命倫理）		

図 2-3　アプローチと人称の立場の関係性

第3章
スピリチュアリティ

1. スピリチュアリティ出現の背景

　第2章で述べたように、一人称の経験は、自身のもっている価値観を覆し、新たな世界観を生み出すほどに、その見る世界を変えていく。このような一人称の主観的世界観は、スピリチュアリティを理解することでより明確になる。スピリチュアリティとは何を意味するのか。その前に、スピリチュアリティがQOLや対人援助で注目されてきた背景に触れておきたい。

　スピリチュアリティは、世界保健機関(World Health Organization: WHO)が1998年に提案した「健康の定義改正案」に加えられたことで、一層注目されるようになった概念である。しかしスピリチュアリティは古代ギリシャ哲学の時代から、たましいの問題として議論されてきたともいえる。従来、人は身体と心をもった存在であると同時に、たましいをもった存在とされ、Body-Mind-Spiritが統合したwhole person（全人）として捉えられてきた。したがって病をもつ人への関わりは、病む身体だけではなく、その人の生活も、家族も、またその人の信条や信仰も含めたものであった。しかしながら、16世紀の科学革命に始まった科学の飛躍的進歩によって人は分断され、全人であるBody-Mind-SpiritからSpiritが切り離された人間理解 —— つまりBody（身体）- Mind（心）としての人間理解 —— が主流となった。その背景には、科学革命を支えた価値である客観性と合

理性がSpiritを説明する術をもちえなかったこと、またSpiritは、そもそも客観的・合理的アプローチに馴染まないパーソナルなものであるという理解の上に科学が発展したからである。したがって近代西洋医学もまた、Spiritを排除することで発展したといえる（図3-1）。その結果、身体はその理解のために医学上の領域（あるいは診療科）に分解され、こころは主に精神医学、脳科学、心理学が扱うものとなり、診断─治療─治癒という還元主義的アプローチによる人間理解が主流となった（この点については第4章でさらに詳しく述べる）。

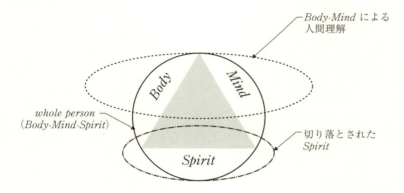

図3-1　全人としての人　Body-Mind-Spirit

　しかしSpiritを排除した人間理解には限界があることが明らかになってきた。BodyとMindを対象とした医学の発達が、本当に人間の幸福に資するものなのか──エビデンスの取れないSpiritの部分を切り落とすことで意味が付与された延命治療に疑問の声が上がり、人の命を長らえさせスパゲティ症候群を生み出す最先端医療が、人間の最期としてふさわしいものなのか──という疑問が呈された。全人として人間存在そのものが問われる究極的な場面は、死に直面するときであり、医学が対象とするBodyとMindだけでは、死を含めた人の全存在を捉えることができないことが明らかになってきたのである。

　世界保健機関（WHO）が人間を全人としてその健康を捉え直そうとした背景には、このような流れがある。したがって、スピリチュアリティは、

WHOの定義の中に新たに出現したというより、もともと人間の重要な側面でありながら切り落とされてきたものが回復されたと考えるのが妥当である。健康の定義にスピリチュアリティを加える検討会議では、世界各国からSpiritの領域に関わる宗教学者や哲学者らが集められ、討議が繰り返された。

　WHOの健康の定義は、「健康とは、完全な肉体的、精神的及び社会的福祉の状態であり、単に疾病又は病弱の存在しないことではない」（訳厚生省資料）（WHO, 1946）である。WHO執行理事会は1998年、ここにスピリチュアル領域を加えた健康の定義改正案「完全な肉体的（physical）、精神的（mental）、spiritual及び社会的（social）福祉のdynamicな状態であり、単に疾病又は病弱の存在しないことではない」（訳厚生労働省資料）について議論し、1999年の総会の議題とすることを採択した（WHO資料, 1999）。つまりWHOは、スピリチュアル領域を、身体的、心理的、社会的領域と並んで、人間を全人として捉える際の重要な一領域（WHO, 1990）とし、スピリチュアリティを、人間の尊厳の確保やQOLを考えるために必要な本質的なものである（WHO, 1998）と考えた。健康の定義改正案は保留のままであるが、スピリチュアリティが健康の定義に入れられた際、それが何を示すものかを明らかにするため、スピリチュアリティの構成概念についてはすでに世界調査が実施された（WHO SRPB Group, 2006）。

　健康の定義はWHO憲章の前文にあり、その定義を改正するのは容易ではない。しかし、新たに作られる定義には、全人を捉える視点からスピリチュアリティが組み込まれている。たとえば、WHOの緩和ケア定義は「緩和ケアとは、生命を脅かす疾患による問題に直面している患者とその家族に対して、痛みやその他の身体的問題、心理社会的問題、スピリチュアルな問題を早期に発見し、的確なアセスメントと対処（治療・処置）を行うことによって、苦しみを予防し、和らげることで、クオリティ・オブ・ライフを改善するアプローチである」（WHO, 2002）と、身体的側面や心理社会的側面と並列してスピリチュアリティが加えられ、さらにこれら4領域への関わりがQOLの改善につながることが主張されている（表3-1）。

このように WHO の健康の定義改正案や緩和ケア定義が周知されるようになって以来、スピリチュアリティは、各国の保健医療の領域において注目される概念となった。そして、のちに対人援助の専門領域においてその研究が広がった。このスピリチュアリティは、後に述べる Quality of Life（QOL）概念と強い関係がある。

では、健康や QOL と密接に関係するといわれるスピリチュアリティとはどのような概念なのだろう。

表 3-1　健康の定義、改正案、緩和ケア定義

WHO 健康の定義 （Definition of Health）	"Health is a state of complete physical, mental and social well-being and not merely the absence of disease or infirmity." 「完全な肉体的、精神的、及び社会的福祉の状態であり、単に 疾病又は病弱の存在しないことではない。」
WHO 健康の定義改正案 （Revision of the Definition of Health）	"Health is a dynamic state of complete physical, mental, spiritual and social well-being and not merely the absence of disease or infirmity." 「完全な肉体的（physical）、精神的（mental）、spiritual 及び社会的（social）福祉の dynamic な状態であり、単に疾病又は 病弱の存在しないことではない。」
WHO 緩和ケア定義 （Definition of Palliative Care）	"Palliative care is an approach that improves the quality of life of patients and their families facing the problem associated with life-threatening illness, through the prevention and relief of suffering by means of early identification and impeccable assessment and treatment of pain and other problems, physical, psychosocial and spiritual." 「緩和ケアとは、生命を脅かす疾患による問題に直面している患者とその家族に対して、痛みやその他の身体的問題、心理社会的問題、スピリチュアルな問題を早期に発見し、的確なアセスメントと対処（治療・処置）を行うことによって、苦しみを予防し、和らげることで、クオリティ・オブ・ライフを改善するアプローチである。」

スピリチュアリティとは

スピリチュアリティは、WHO の健康の定義改正案が示されて以来、その定義や構成概念の妥当性について研究がなされてきた。しかしながら、その本質について十分なコンセンサスが取れているとは言い難い。

その理由のひとつは、健康と関連してスピリチュアリティが語られると

第3章　スピリチュアリティ

き、常に発言の中心となる医療領域の研究者の関心が、スピリチュアルペインのアセスメントやスピリチュアルケアのアウトカムに向けられてきたことにある。臨床現場で活用するための信頼性・妥当性のあるスピリチュアリティ尺度の開発（構成概念研究）がスピリチュアリティの議論の主流となったため、そもそもスピリチュアリティとは何なのかという本質的議論は深められてこなかった。

　それではスピリチュアリティとは何であろうか。科学的アプローチから排除されたSpiritが、実は人間全体を理解する際に不可欠であることが示しているように（図3-1）、スピリチュアリティは、人間を全人たらしめる要素のひとつであるといえる。人のいのちや生と死を議論するとき――つまり人間存在そのものについて議論するとき――科学的思考がそのすべてを説明することができないことは多くの人の認める事実である。これまで切り離されていたSpiritについて、近年、心理学者や精神医学者がその研究領域に人生の意味や宗教的信条などを含め議論しはじめた（Marrone, 1999）ことは、近代の文化が死をコントロールできると考えてきたことが間違いであったことに起因している（O'Connell, 1996）。臨床現場においても、がんなどの死に至る病をもつ人が、これまでの人生の意味や生きる意味について、また死後の不安といったスピリチュアルな事柄について苦しんでいること、それが患者のQOLに大きな影響を与えていること、またそのような問題について患者が家族と話をしたいと思っていることなどが明らかになってきている（Bolmsjo, 2000）。このような経緯から、1900年代後半以降のスピリチュアリティ研究は、スピリチュアリティを人間の存在そのものを支える根源的な領域として位置づけるようになった。

　スピリチュアリティの議論は、その本質に焦点を当てたものと、機能に焦点を当てたものがある。たとえばスピリチュアリティの定義として、「人間存在の意味や目的、人生の意味に関わる領域」（Cohen他, 1992; 1996a; Fujii, 1999）や「どのような状況であっても自分の存在をよしとすることができる（肯定することができる）、生きることに根拠を与える根源的領域」

（藤井，2010）などは、スピリチュアリティの本質についての議論である。一方、「人生の危機に直面して「人間らしく」「自分らしく」生きるための「存在の枠組み」「自己同一性」が失われたとき、それを自分の外の超越的なものや自分の内面の究極的なものに求める機能」（窪寺，2004, p. 8）は、その機能からスピリチュアリティを定義したものである。いずれもさまざまな状況にある人間の存在そのものを肯定し支えることを、その本質と機能から説明しているといえる。スピリチュアリティ研究における定義を整理すると、スピリチュアリティは、その本質として人間存在の「意味」を指向し、その機能として「関係性」を指向するものと考えられる。したがってスピリチュアリティは「意味」と「関係性」をキーワードとして接近することができる概念である（藤井，2010）。

「意味」の指向は、自己存在やいのちそのものの意味を見いだしていくことにある。たとえば「何のために生きるのか」や、「自分の人生は何だったのか」で表わされるような生きる意味に向けられるものである。そしてその意味を見いだそうとする際に指向するのが「関係性」である。たとえば「生かされている」「支えられている」という視点は、自己存在の意味を何かとの関係性の中に見いだしていくことで、また、その何かとの関係性を根拠とすることから生まれるものなのである。人は、他者との関係性や、自然・宇宙・神などの人間を超えるものとの関係性によって自己存在を理解し、存在の意味を見いだしていく。つまり関係性は、意味を見いだす上で機能するものである。また自分を手放すことや自己中心的意識から解放されるということも、自己と自己の間で、あるいは自己と何かとの関係性の中において可能となる。

スピリチュアリティの本質に迫ろうとするとき、スピリチュアリティの定義はその機能的側面を含めてなされることが多い。Cohenら（1996a）はスピリチュアリティの一側面を、世界、宇宙あるいは神の計画の中の存在としての自己理解を含む領域としているが、これは関係性の中で自己を理解し見いだしていくことを主張するものである。Ley（1993）は、スピリチュアリティとは無限との関係であり、人の内にある神であり超越的なものと心通わせる部分であるとし、Efficaceら（2002）は、スピリチュアリ

ティは、人生の意味や目的を求め、人間を超越するものとの関係性を求めるものであるとしている。ソーシャルワーク実践の視点から、スピリチュアリティについてその定義と実践における議論を展開したのは、Canda (1988) である。Canda はスピリチュアリティを、自己、他者、人間を超える力 (higher power)、宇宙と、生きる意味や目的に対する探求との間に起こる関係性とし、その上でスピリチュアリティは、この意味の探究に動機を与え、情緒的な基となる聖なるものとしている。

またスピリチュアリティはその定義についての議論だけでなく、「全人としての人」の中でそれがどのような働きをしているかという概念モデルについての議論もある。その前提となる「全人」とは、WHO が示すように「身体的、心理的、社会的、スピリチュアル領域」からなるものであり、これは、これまでの QOL 研究で得られたコンセンサスと一致している。したがって、全人におけるスピリチュアリティの働きについての概念モデルは、この4領域の関係で議論されることが多い。

Canda & Furman (2010) のスピリチュアリティモデルは、スピリチュアリティを3つの観点——「人間の一側面 (spiritual aspect)」としてのスピリチュアリティ、「人間の全体性 (wholeness)」としてのスピリチュアリティ、「人間の中心 (center)」としてのスピリチュアリティ——から捉えたものである。「人間の一側面」としてのスピリチュアリティとは、身体的、心理的、社会的側面と同様にスピリチュアリティを捉える視点である。身体・心理・社会的存在である人間に、スピリチュアル領域が加わることで人は完成する。ただスピリチュアリティはひとつの側面ではあるものの、他の3つの側面とは異なり、人間の本質的な性質をもっている。そして、この一側面が他の3つの側面に浸透していくのだと Canda は主張する。「人間の全体性」としてのスピリチュアリティとは、スピリチュアリティが他のすべての側面に浸透し、それらをひとつに統合する性質をもつというものである。この全体性は、どんな部分にも還元されない人間の神聖性や超越性を表すものであり、自分自身の身体や自我にとらわれない超越的自己であり、すべてのものとつながる側面を有するものである。そ

して、「人間の中心」としてのスピリチュアリティは、自己の内面に向かうものであり、自己の内部に入ることによって自己と他者、自己と世界の関係や繋がりに気づきを与えるものである。

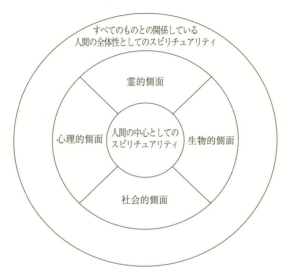

図3-2　スピリチュアリティのホリスティック・モデル
出典：Canda, E. R. & Furman, L. D.（2010）*Spiritual Diversity in Social Work Practice*, p. 87.
カンダ＆ファーマン『ソーシャルワークにおけるスピリチュアリティとは何か』木原、中川、藤井（2014）監訳　p. 131

西平（2003）もまた、スピリチュアリティには4つの位相があるとし、身体的、心理的、社会的領域と並ぶ同一地平にある「一側面」としてのスピリチュアリティ、人格に「統一性」を与えるスピリチュアリティ、人間の根源的な「実存性」としてのスピリチュアリティ、そして、大いなるものとのつながりや一体感として生かされる存在としての自分自身を実感する「大いなる受動性」としてのスピリチュアリティをあげている。木原（2003）はスピリチュアリティを人間の根源的なものと理解し、人間性の核として位置づけている。人間の身体性、精神性、社会性、霊性の4つを「面」や「部分」としてバラバラに捉えるのでなく、分け目がわからない「層」と捉え、スピリチュアリティは、4層のコア部分の中枢にあると主張

する（図3-3）。そしてスピリチュアリティを核とするホリスティックな統合体として存在するのが人間存在であるという（図3-4）。

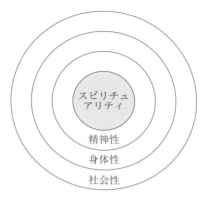

図3-3 人間存在の四つの層（断面）
出典：木原活信（2003）『対人援助の福祉エートス』p. 19

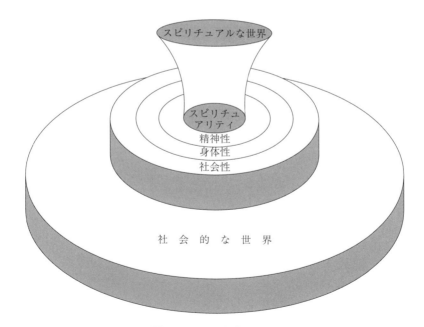

図3-4 人間存在と世界
出典：木原活信（2003）『対人援助の福祉エートス』p. 19

WHOは、健康の定義改正案に見られるようにスピリチュアリティを健康の一側面と位置づけている。人間を捉える視点にスピリチュアリティを加えたことは、これまでの人間の全体性の捉え方に大きな変更を加えるものである。またWHOは、この4領域はそれぞれ独立して機能するものではなく、互いにダイナミックに関わる関係であるとしている。スピリチュアリティが一側面でありながら、全人としての人の中で他の領域と共にダイナミックに働くものであることは、Candaや木原の主張と一致するものである。

　このように、人間理解においてスピリチュアリティをどのように位置づけるかについてはさまざまな議論があるが、共通してみられるのは、スピリチュアリティが人間存在やその全体性に対して何らかの重要な役割を果たしているという点である。身体性、精神性、社会性と同様、スピリチュアリティそのものは固有の特性を有しているものの、他の3つから切り離されたものではない。いやむしろ人間の身体性、精神性、社会性、スピリチュアリティは、どれも明確に区別できるものではなく互いに影響し合っている。したがって他の領域が痛むことでスピリチュアルペインが生じ、また逆にスピリチュアルペインが他の領域に痛みを与える。このように考えると、スピリチュアリティは、4つめの領域としての性質、他の3領域の背後にあり互いに影響しあう性質、そして、全人としての根源的性質をもつと考えるのが妥当である。またこれらの性質のゆえに人としての全体性が統合されていると理解できる。

　このような点から、筆者はスピリチュアリティを、「人間存在に意味を与える根源的領域であり、同時に、人がその意味を見いだしていくために希求する、自己、他者、人間を超えるものとの関係性、またその機能と経験」と定義する。したがって、スピリチュアリティは、人間存在やいのちの在り方を理解し判断する際の価値基準を含むものである。

　人間理解においてスピリチュアリティをどのように位置づけるかについては、さらなる議論が必要だろう。しかしひとつ明らかなことは、スピリチュアルな領域に発生した痛みは、その部分だけが痛むのではなく、人間全体として痛むということである。つまりスピリチュアルペインが問題と

されるのは、人間存在そのものが揺るがされる痛み——治療や介入といった方法では解決できない痛み——だからである。スピリチュアルペインについては後に述べる。

　これまで述べてきたように、2000年に入って、スピリチュアリティはその重要性が認められてきたにもかかわらず、スピリチュアリティそのものの本質的な議論は未熟なままである。そのため理論的根拠に基づいた研究はほとんどなされていない（Efficace & Marrone, 2002）。今後はスピリチュアリティの本質について議論を深めることが必要である。なぜならこのような議論がQOL向上の議論に直接的につながるからである。

スピリチュアリティと宗教性との関係

　スピリチュアリティが語られるとき（あるいは日本でスピリチュアリティが霊性として語られるとき）、必ず問題となるのが「スピリチュアリティ（spirituality）」と「宗教性／宗教（religiosity/religion）」との関係である。この2つはどのような関係にあるのだろう。

　WHOが健康の定義改正案にスピリチュアリティを加えようとしたプロセスには、スピリチュアリティが問題とする人間の生きる意味や苦しみといった根源的な問題について宗教や哲学が扱ってきたという歴史や、世界各国での宗教や民間信仰など、生と死やいのちについて科学に依存しないものに意味や価値をもつ文化が形成されてきたこと、また健康においては、生きる意味や目的の追求が重要であること等の議論があった。

　実際スピリチュアリティは、その研究の始まりにおいて、宗教性と同質のものと考えられていた。宗教や宗教性をどのように定義するのか、また宗教と宗教性を同じものとするかしないかによって導き出される結論は異なると考えられるが、ここではあえてこの議論はしない。ただ宗教がある特定の枠組みの中での信念とその実践であるとするなら、スピリチュアリティは宗教より広い概念であると考えられる。なぜなら、人間の生き方や存在意義についての問いは、宗教や信仰生活にその答えが求められることが多い（Matthews, Larson & Barry, 1993）とはいえ、宗教とは結びつかない

59

形で表される──つまり、必ずしも特定の宗教ではなくても自分のもつ神なるものとの関係や、自分自身のもつ価値システム（信条）や、人間を超える大いなるものや無限なるものとの関係性の中で、存在の意味を見いだす──ことがあるからである（Doyle, 1992; 藤井, 2000）。林（2011）は、スピリチュアリティは身体的・心理的・社会的な次元に還元できない大切なものを指し示す用語であり、従来は宗教が引き受けていた事柄である。今日に至っても一定の宗教的立場で語られることもあるが、必ずしも特定の宗教への信仰を前提にはしないと述べ、内村（2010）は、スピリチュアリティの本質は、宗教的であるかという以前の根底的次元において究明されるべきものだという。

　スピリチュアリティと宗教性は、スピリチュアリティの尺度開発においても検討されてきた。スピリチュアリティの研究者であるReed（1986）は、身体的、心理的、社会的領域に加える第4の領域として宗教性（religiosity）をあげていた。しかし1987年の研究では第4領域を「自己を超える偉大なるものとの関わりを表すものの見方や行動に関する領域」と定義し（Reed, 1987）、その質問項目を変更している。しかしそれは宗教を排除することを意味しているのではない。欧米の研究の多くは宗教性を排除せず、むしろスピリチュアリティは、宗教性を含む概念と定義されたり、Spirituality/Religiosityというように並立して概念化されるものが多い。近年の研究の多くは、宗教性とスピリチュアリティを同一の概念とすることはないが、2つを独立した異なる概念とすることもない。ほとんどの研究は、宗教をスピリチュアリティの下位概念と位置づけている。特に欧米でのスピリチュアリティ尺度には、宗教や信仰をスピリチュアリティの下位概念と捉えて開発されているものが多くみられる。筆者もまた、宗教や信仰をスピリチュアリティの下位概念として捉えるのが妥当であると考える。宗教をもちそれを信仰する人にとっては、自己存在の意味は宗教的な関係性に拠ることが一般的だからである。

　一方、スピリチュアリティと宗教性について、それぞれのケアの性質の違いから両者を区別する立場もある（窪寺, 2003; 谷山, 2006）。宗教的ケアは、既存の宗教がもつ教えや制度をケアの資源として、教義に定められた

究極に向けての成長や安定・回復を支援するのに対し、スピリチュアルケアは患者中心にケアが行われ、相談者の世界観・価値観・宗教観が尊重されるという主張である。この背後には、宗教的ケアが布教目的になっていることへの批判が見られる。しかしこれらの批判は当たっているとはいえない。というのも、実際に宗教者が行うスピリチュアルケアは、一方的な布教や伝道を目的とすることはなく、むしろ、苦しむ人の世界観の理解からはじまるものだからである。深谷・柴田（2012）は、「宣教や宗教的ケア批判は、主として聖書や礼拝説教のみで魂のケアが遂行できると考える原理主義的スタンスや、宗教教団の排他性等に向けられている。個人の価値観や尊厳が守られないような信仰スタイルや説教・経典解釈は、……救済どころか傷になるのは自明」(p. 46) であると主張する。彼らは、病院・ホスピスの臨床でスピリチュアルケアに携わる宗教者（チャプレン）10名を対象とした聞き取り調査の結果、どのチャプレンも患者に対する布教や改宗を否定していること、信仰や宗教について語るのは、患者から宗教性の提示が求められた際その応答として行われていること、また自身の信仰を語るときは自己開示の形で語られていることが明らかになった。またチャプレンたちは、患者が極限状況において、怒りの表出、死後の問題、神の存在への問い、苦しみの意味、罪悪感に対する赦しという形で宗教性を求めてくる経験をしており、そのような求めは、宗教をもつ患者に限らないことも明らかになった。このようにチャプレンたちは、スピリチュアルケアと自らの宗教性を分離して考えることはなく、患者の求めに応じる形で、宗教性の提示を行っている（深谷・柴田, 2012）。極限状況において求められる宗教性提示は、苦しむ人だけでなく、関わる側においても重要である。苦しむ人の前に立とうとするなら、自らを支える（この自分でも関わることが許されるのだという）何かが必要である。苦しむ人の前に無力を引き受けることは、自分自身の力ではどうにもできないからである。このように考えると、スピリチュアルケアと宗教的ケアを区別し、スピリチュアルケアから宗教性を排除するのは疑問である。それより、スピリチュアルケアから排除しようとする宗教的ケアとはどのようなケアなのかといった本質的議論や、臨床場面での宗教的ケアが具体的にどのようになされて

いるのかについて十分理解した上で議論することが必要である。

スピリチュアリティの下位概念

日本においてスピリチュアリティの下位概念研究は、海外に比べてその数は少ない。ここでは、WHOQOL SRPB Group が日本人を対象として実施したスピリチュアリティ研究の結果を考察するとともに、日本で行われた他の研究に触れ、最後に海外での研究を概観する。海外の研究はその数が非常に多いため、代表的なものとその研究の傾向について述べるにとどめる。

WHOQOL-SRPB Pilot Module

WHO は、健康の定義改正によってスピリチュアリティがその構成概念に含まれることを想定し、1998 年からスピリチュアリティの概念とそれを構成する下位概念について具体的な検討を行ってきた。哲学者、宗教者、倫理学者らで行ったスピリチュアリティの質的調査をもとに、スピリチュアリティを測定する予備調査表、WHOQOL Spirituality Religious Personal Belief Scale（WHOQOL-SRPB）Pilot Module を開発した。その尺度を用いて WHOQOL SRPB Group の各国メンバーは、自身の国民の特性を反映させるため国別の調査を実施した。この調査は、各国の結果から最終的に共通するスピリチュアリティの構成概念を導き出すことが目的であった。

スピリチュアリティ尺度としての WHOQOL-SRPB Pilot Module は、『個人的な人間関係（personal relation）』『生きていく上での規範（code to live by）』『超越性（transcendence）』『宗教に対する信仰（specific religious beliefs）』の 4 領域と 18 下位概念によって構成されていた。第 1 領域『個人的な人間関係（personal relation）』は「1. 親切、利己的でないこと（kindness to others/selflessness）」「2. 周囲の人を受容すること（acceptance of others）」「3. 許すこと（forgiveness）」の 3 概念で構成され、第 2 領域『生きていく上での規範（code to live by）』は「4. 生きていく上での規範（code to live）」「5. 信念や儀礼を行う自由（freedom to practice beliefs and rituals）」「6.

信仰(faith)」の3概念で構成されている。第3領域『超越性(transcendence)』は「7. 希望、楽観主義（hope/optimism）」「8. 畏敬の念（awe）」「9. 内的な強さ（inner strength）」「10. 人生を自分でコントロールすること（control over your life）」「11. 心の平穏、安寧、和（inner peace/serenity/harmony）」「12. 人生の意味（meaning of life）」「13. 絶対的存在との連帯感（connectedness to a spiritual being or force）」「14. 統合性、一体感（wholeness/integration）」「15. 諦念、愛着（detachment/attachment）」「16. 死と死にゆくこと（death and dying）」「17. 無償の愛（divine love）」の11概念で構成されている。そして、第4領域『宗教に対する信仰（specific religious beliefs）』は「18. 宗教に対する信仰（specific religious beliefs）」の単一概念で構成されている。各々の下位領域には4から7の質問項目があり、質問項目の合計は118である。表3-2はWHOQOL-SRPB Pilot Moduleの4領域と18下位概念を示したものである。

筆者はWHOQOL SRPB Groupのspirituality調査表開発（尺度開発）メンバーとして、日本人のスピリチュアリティの構成概念について、その信頼性・妥当性を検証した（藤井・李・田崎他, 2005）。対象者は、関東と関西都市圏、そして地方都市在住者20-77歳の男女226名（男性103名、女性116名、不明7名）、平均年齢38.8歳（SD=12.8）であった。既婚者は139名（61.5%）、単身者は69名（30.5%）であり、回答者のうち30人（13.3%）が現在何らかの疾患に患っており、宗教については144名（63.7%）が信仰をもっておらず、宗教をもつ者は、仏教50名（22.1%）、キリスト教23名（10.2%）、神道は9名（4.0%）であった。

日本人のスピリチュアリティの下位概念として信頼性・妥当性が認められた構成概念は、『個人的な人間関係』『生きていく上での規範』、そして『超越性』の3領域であった。『宗教に対する信仰』を構成する2項目はいずれも『生きていく上での規範』の中に収束した。また18下位概念のうち妥当性の認められたものは、「1. 親切、利己的でないこと」「2. 受容」「6. 信仰」「9. 内的な強さ」「11. 心の平穏、安寧、和」「12. 人生の意味」「13. 絶対的存在との連帯感」「16. 死と死にゆくこと」「17. 無償の愛」の9下位概念39項目であった。本研究の結果は、WHOで開発されたWHOQOL-SRPB

表3-2 スピリチュアリティに含まれる4領域と18下位領域

スピリチュアリティ4領域	18下位領域
第1領域 個人的な人間関係 personal relation	1) 親切, 利己的でないこと (kindness to others/selflessness)＊ 2) 周囲の人を受容すること (acceptance of others)＊ 3) 許すこと (forgiveness)
第2領域 生きていく上での規範 code to live by	4) 生きていく上での規範 (code to live) 5) 信念や儀礼を行う自由 (freedom to practice beliefs and rituals) 6) 信仰 (faith)＊
第3領域 超越性 transcendence	7) 希望, 楽観主義 (hope/optimism) 8) 畏敬の念 (awe) 9) 内的な強さ (inner strength)＊ 10) 人生を自分でコントロールすること (control over your life) 11) 心の平穏, 安寧, 和 (inner peace/serenity/harmony)＊ 12) 人生の意味 (meaning of life)＊ 13) 絶対的存在との連帯感 (connectedness to a spiritual being or force)＊ 14) 統合性, 一体感 (wholeness/integration) 15) 諦念, 愛着 (detachment/attachment) 16) 死と死にゆくこと (death and dying)＊ 17) 無償の愛 (divine love)＊
第4領域 宗教に対する信仰 specific religious beliefs	18) 宗教に対する信仰 (specific religious beliefs)(＊)

＊：最終的に妥当性の認められた9下位概念（項目18は第2領域に収束）

Pilot Moduleの項目の一部が、日本人のスピリチュアリティとして妥当性・信頼性をもつことを示していた。日本人のスピリチュアリティの下位概念は、WHOQOL SRPB Groupが想定した4領域ではなかったが（「宗教に対する信仰」が「生きていく上での規範」に収束したため）、スピリチュアリティの3領域は日本人のスピリチュアリティの構成概念としても認められることが示された。つまり、WHOQOL-SRPB Pilot Moduleは日本人のスピリチュアリティ概念を大筋では捉えていたといえる。しかしながら、その下位領域については民族的文化的特徴として日本人がもっているスピリチュ

アリティを十分に反映していないということも明らかになった。これは、田崎ら（2001）のフォーカスグループによる質的調査の結果において、WHOの提案するスピリチュアリティの概念構造が日本人の感覚に合致しにくいことや、国際社会において特定の宗教をもたない日本文化の特殊性があげられていることに一致する。しかし注目すべき点は、「信仰」が日本人のスピリチュアリティの一領域であることが明らかになったことである。田崎ら（2001）が、日本人のスピリチュアリティ観は個人差が大きいと主張しているように、宗教をもたない日本人が多いといわれる中でも、宗教をもつ人にとって信仰はスピリチュアリティの重要な領域なのである。また特定の宗教をもたなくとも、人間を超えたものとのつながりや自然との関わりの中で自己の存在を見いだす「絶対的存在との連帯感」について、すべての項目の信頼性・妥当性が検証されたことは、日本人のスピリチュアリティを明らかにしていく上で重要な点であるといえる。

　日本人のスピリチュアリティそのものを捉えようとした尺度は他にもいくつかみられる。スピリチュアリティ評定尺度（Spirituality Rating Scale-SRS）（比嘉, 2002）は、「自覚」「意味感」「意欲」「深心」「価値観」を下位概念とし、スピリチュアリティを15項目で測定するものであり、大学生を対象に信頼性・妥当性が検証されている。SRSには、死に関する項目や宗教についてそれを直接意図する言葉は使われていない。また、和ら（2014）は、20代から50代までの各年代の男女1名ずつ、合計8名に行った半構造インタビューをKJ法で分析し、スピリチュアリティとして「他者とのつながり」「自然との一体感」「畏敬の念」「死を超えた希望」「安心」「物質主義からの解放」「自律」の7カテゴリーを抽出している。

　WHOQOL SRPB Group（2006）の研究は、国民性や文化の違うグループにおけるスピリチュアリティの構成概念を同一尺度を用いて調査したものであった。一方で、それぞれの国では特性をもったグループのスピリチュアリティ研究も行われている。たとえば日本人高齢者のスピリチュアリティ研究として、竹田・太湯（2006）は日本人高齢者を対象としたスピリチュアリティの9つの研究論文を内容分析し、その構成概念として、「生きる意味・目的」「死と死にゆくことへの態度」「自己超越」「他者との調和」

「よりどころ」「自然との融和」の6つを抽出している。冨士松（2014）は、慢性疾患患者（透析患者）423（男性277、女性146）名（平均年齢65.0歳、SD=11.3）を対象に行ったQOLの調査から、スピリチュアリティの構成概念として信頼性・妥当性が検証されたものは「生きる意味」「人生の目的」「超越性」「価値」「苦悩の意味」の5つであったことを報告している。日本のスピリチュアリティ研究は、本質論より尺度研究が主であることは先に述べたが、その尺度研究においては、どちらかといえばスピリチュアリティそのものよりスピリチュアルペインの尺度開発の方が注目されている。おそらく臨床現場や教育現場で、その具体的痛みを捉える必要性から生まれていると考えられる。

　スピリチュアリティは、それを評価する人の状況や状態によって異なる側面もあると考えられるが、日本人のスピリチュアリティには、人生やいのちの意味・目的、死についての考え方や態度、他者との関係性、自己の内的状態、自己を超えるものとの関係性が多くの尺度に共通したものだと考えられる。

　日本におけるスピリチュアリティ研究や尺度開発とは対照的に、海外、特に欧米圏では1990年代後半以降、尺度開発を伴う下位概念研究が数多くなされ、その信頼性・妥当性の検証によってスピリチュアリティの下位概念が議論されてきた。その流れは、1980年代に見られた宗教とスピリチュアリティを同一視する理解から、スピリチュアリティを、宗教を含むより大きな概念とする理解へとシフトしてきた。Expressions of Spirituality Inventory（ESI）（MacDonald, 2000）は、これまでに開発された11のスピリチュアリティ尺度の潜在変数の因子分析とその妥当性の検証からロバストな5つの領域として、「スピリチュアリティへの認知志向（Cognitive Orientation toward Spirituality）」「経験的・現象学的特性（Experiential/Phenomenological Dimension）」「実存的良好さ（Existential Well-Being）」「超常的信条（Paranormal Beliefs）」「宗教性（Religiousness）」をあげ、98項目を5件法で測定する尺度である。Spiritual Well-Being Scale（SWBS）（Paloutzian & Ellison, 1982）は、実存的良好さ（Existential Well-Being: EWB）と宗教的良好さ（Religious Well-Being: RWB）の2つを下位概念とし20項目

を6件法で測定するものであり、Spiritual Well-Being Questionnaire（Gomez & Fisher, 2003）は、個人的（Personal）、超越性（Transcendental）、環境性（Environmental）、共同性（Communal）の4下位概念の20項目を5件法で測定する尺度である。また日本でも翻訳されている Functional Assessment of Chronic Illness Therapy—Spiritual Well-Being Scale（FACIT-Sp）（Peterman 他, 2002）は、がんなどの慢性疾患患者のスピリチュアリティを12項目5件法で測定する尺度であり、「生きる意味・平穏（Meaning, Peace）」と「信念（Faith）」の2つの下位概念で構成されている。また Daily Spiritual Experiences Scale（Underwood & Teresi, 2002）や Intrinsic Spirituality Scale（Hodge, 2003）は、下位概念をもたない単一概念としてスピリチュアリティを測定している。海外のスピリチュアリティ尺度のほとんどは、量的調査によって信頼性と妥当性が検証されている。

　諸外国のスピリチュアリティ研究が宗教や宗教性から始まったのに対し、日本のスピリチュアリティ研究は、最初から宗教に触れずに、あえて宗教性を曖昧にした形で進められてきた。特定の宗教をもたず宗教的実践に関心が薄い日本においては、宗教が前面に出ることによって、スピリチュアリティの重要性が敬遠されることを危惧する流れがあったとも考えられる。しかしこの傾向が、宗教や宗教性についての議論を希薄にしていることは明らかである。逆に宗教的背景の強い諸外国で開発されたスピリチュアリティ尺度は、宗教性が強い傾向がみられる。諸外国と日本の研究は、そのアプローチの違いがあるにせよ、スピリチュアリティは、人間の存在そのものを支える領域や機能とされていることについては共通理解があることは、先に述べたとおりである。日本人においても宗教をもつ人にとってはその信仰がスピリチュアリティの重要な部分を占めていることが明らかになったことや、日本がさまざまな国籍をもつ文化的背景の異なる人たちと共生する時代を迎えていることを考えると、宗教的文化的背景を考慮した人間理解はさらに重要になってくると考えられる。

2. スピリチュアルペイン

　スピリチュアルペインは、生きることや自己存在そのものが揺るがされるような根源的痛みであり実存的痛み（Cohen 他, 1996a）といわれる。それは、ある人が置かれている状況と、その人の保持してきた信念体系の不調和によって生じる痛み（岡本, 2014）でもある。スピリチュアリティという概念が捉えにくい一方、痛みとなって表れるスピリチュアルペインは、苦しむ人との関わりの中で観察することや自ら経験することから、日本においてもその下位概念についての研究は比較的多い。つまりそのような研究は、スピリチュアルペインの構成概念からスピリチュアリティの本質に迫ろうとするものである。これまで述べてきたように、スピリチュアリティを、「意味」と「関係性」から捉えるなら、その痛みは、生きる意味が見いだせず、どのような関係性からも（あるいは関係性がないことで）自己存在を肯定できないという種のものであると考えられる。

スピリチュアルペインの特徴

　スピリチュアルペインには、3つの特徴—— 普遍性、潜在性、主観性 ——があると考えられる。

普遍性：すべての人がもっている
　特徴のひとつはその普遍性である。つまり、スピリチュアルペインは、すべての人がもつ痛みであるという点である。スピリチュアリティが人間を全人と捉える際に不可欠なものであるとするなら、その痛みもまたすべての人が有するものであることは当然の帰結である。しかし実際には、WHOの緩和ケア定義に代表されるように、"スピリチュアルペイン"という概念が、死にゆく人や予後の悪い人を対象として注目されてきた経緯から、スピリチュアルペインは死にゆく人に特有のものであるかのように考えられてきた。人間にとって最大の危機ともいえる「死」に焦点を当てることは、人間存在の根源が揺るがされるスピリチュアルペインの本質的な

第 3 章　スピリチュアリティ

議論をわかりやすくしてきた。しかしスピリチュアルペインは、死にゆく人にのみ特徴的に表れるものではなく、どの人にも見られる普遍的なものである。

　たとえば、加齢により身体機能が衰え、社会との関わりや人間関係が少なくなり、人の助けを借りなければ生活が維持できなくなる高齢者が、「こんなになって生きていて何の意味があるのだろう。はやく死んでしまいたい」と思うことがあるだろう。貧困であるがゆえに社会から価値のないものと扱われる人や、こころや身体の障害のため社会から排除される人は、「自分は無用な人間だ、生きる価値などないのだ」と苦しむことがあるだろう。愛する人を事件・事故・災害で亡くした人には、「なぜこんな目に合うのだろう、愛する人のいない人生など考えられない。私も一緒に死んでしまいたい」という思いが生まれるかもしれない。また、最も愛されるべき親から虐待を受けた子どもは、「なぜ自分は生まれてきたのだろう」、「こんな思いをするのなら生まれてこなければよかった」と、生きること自体が苦しみになってしまうこともあるだろう。

　このような苦しみは、その人たちの存在そのものを根底から揺るがす痛みである。これがスピリチュアルペインである。また特別な状況になくても、ふと「自分は何のために生きているのだろう、これから何のために生きるのだろう」と自分の生き方について悩む人もいるだろう。特にアイデンティティ形成期の青年期や、就職活動などで他者から評価される学生、また定年や社会的役割を終えた人が、その後の生き方に向き合うときにも、このような痛みが見られる。

　したがって、スピリチュアルペインは、死にゆく人や終末期にある人に特有の問題ではなく、さまざまな身体的、心理社会的問題を抱えて生きる人の根底に必ず存在していると考えられる。言い換えると、スピリチュアルペインは、それを誰かに表出しなくとも、問題を抱える人の深い部分にうごめいているのである。ホロコーストの生存者であり、後にロゴセラピーを提唱した精神科医 Frankl（1978）は、人間の実存的苦しみは、もっぱら人間であるがゆえに生じる痛みであるという。つまり、人間は意味や関係性を求めて生きる、そのような存在なのである。したがって、身体的

に健康で、権力や社会的地位をもっていたとしても、そこに生きる意味を見いだすことができなければ自らいのちを絶ってしまうこともある。逆に身体的、心理的、社会的領域が低下していたとしても、スピリチュアルな領域が満たされ、生きる意味を見いだしていれば、人は人生の満足感を得ることができる（藤井，2010）。スピリチュアルペインはすべての人に、人間の本質として表れるものだということができる。

潜在性：危機的状況で顕在化する

　スピリチュアルペインのふたつめの特徴は、その潜在性である。スピリチュアルペインは日常生活の中で常に表出されるものではない。それは、私たちの日常生活を見ても明らかである。私たちは常に「人生にどんな意味があるのか」、「何のために生きるのか」という疑問を抱えているのではない。むしろ順風満帆な人生を送っているときは、「自分の人生は素晴らしい」、「このために自分は生まれてきたのだ」というように、生きる意味を見いだしているように感じることが多い。生きることに満足し、人生を謳歌しているとき、人はその生き方を問い直したり、生きる意味を探索したりすることはないだろう。つまりこのような状況ではスピリチュアルペインは潜在化しており、意識されることがないのである。ところがひとたび、死に直面したり、突然大きな病気や障害をもったり、経済的に破綻したり、家族崩壊や人間関係の断絶のような危機的な状況に遭遇したとき、大きな痛みとして顕在化するのである。またこのような特別な状況でなくても、先に述べたように、定年などによってこれまでの役割がなくなった途端、その後の生き方を問われ、どう生きていけばよいのかわからないという苦しみが生じることもある。スピリチュアルペインは、人生のライフサイクルの転換期に顕在化しやすい。しかし自分自身の置かれた状況が大きく変化していなくとも、ふとしたときに、「私の人生はこれでよいのだろうか」、「お金があっても社会的地位があってもむなしい」、「生きる指針が欲しい」といった思いが溢れ出すこともある。きっかけは常に大きなものとは限らない。人間の本質にかかわる部分であるがゆえに、何かのきっかけでその痛みは顕在化するのである。

主観性：苦しむ人が見いだす主観的意味づけ

　スピリチュアルペインは、「何のために生きているのだろう」、「私の人生は何だったのか」というような問いかけとして表出されることが多い（藤井・藤井, 2009）。苦しむ人は、スピリチュアルペインとして表れるこのような問いに対して、他者にその答えや解決策を求めているのではない。これはその人自身の存在をかけた問いかけ、つまり自分自身への問いかけなのである。この痛みを他の痛みと比べてみると、その違いが明らかになる。身体的痛みやその症状に対する苦痛は、手術や投薬などの医学的処置によって解決することが可能である。また落ち込んだ気持ちや不安などの心理的痛みや精神的痛みは、心療内科での投薬や、専門のカウンセリングを受けることによってある程度解決することができるだろう。また社会的痛みは、さまざまな社会制度や資源の利用によって、また家族、対人関係、社会関係へのソーシャルワーカーなどの専門的介入によって改善される可能性がある。しかしスピリチュアルペインは、これら3つの痛みのように、専門家や機関による治療や介入の対象になるものではない。たとえば、「生きる意味がない」と苦しんでいる人に投薬することで、その人の生きる意味が見いだされることはない。また優秀なカウンセラーが、「今のあなたの苦しみにはこのような意味があるのです」と苦しみの答えを差し出したとしても、苦しむ人がその答えに納得することはない。つまり差し出された答えは、苦しむ人の答えにも助けにもならないのである。スピリチュアルペインは、治療や投薬、カウンセリングや専門的介入によって、その痛みが取り除かれるものではない。苦しみを表出するその人自身が、「なぜ」という問いかけに対し、自ら答えを見いだしてはじめて、その答えがその人にとって真実なものになるのである（藤井・藤井, 2009）。スピリチュアルペインは、これまで明確に捉えられることがなかったため、心理的領域や精神医学の領域に含まれて議論されてきた。根源的な痛みとして表出する症状が、診断やアセスメントの対象となってきたのである。そのため、根源的な苦しみであるにもかかわらず、そこから表れる症状と、その治療やケアばかりが注目されてきた。たしかにこの種の痛みから精神症状が生じることはあるだろう。またその症状が治療の対象となる

こともあるだろう。しかしスピリチュアルペインそれ自体は、治療の対象となるものではない。スピリチュアルペインは、引き起こされているその症状の根底に存在する痛みなのである。これがFranklのいう、「もっぱら人間であるがゆえの痛み」である。このように、スピリチュアルペインは、これまで心理的 (psychological)、精神的 (mental, psychiatric) 領域に含まれて議論されてきたものを、その性質上、人間の本質的部分として取り上げた概念である。

スピリチュアルペインは、痛みそれ自体が主観的である。スピリチュアルペインからの解放に必要なのは、苦しむ人自身の主観的意味づけである。これまでの価値体系では答えを見いだせない人が、何らかの価値や意味の再構成によって、新しい意味を獲得することが必要なのである。

このように考えると、スピリチュアルペインをもつ人は、たった一人で孤独にこの作業に向き合わなければならないのか、周りにいる人や専門職者は関わることができないのかという疑問が生じる。関わる側は一体何ができるのだろう。ここに関わるのがスピリチュアルケアである。これについては第6章で述べる。

スピリチュアルペインの下位概念

このように、スピリチュアルペインは、終末期の人や高齢者に特有のものではなく、すべての人が有するものである。スピリチュアルペインがどのようなものなのか、またどのように対処すればよいのか――これは、保健、医療、福祉の現場における対人援助専門職の関心となっていった。特にスピリチュアルペインの議論は、末期がん患者のような死にゆく人へのケアを中心に展開されてきた。たとえば柏木 (1996) は、スピリチュアルペインの構成概念として「人生の意味への問い」「価値体系の変化」「苦しみの意味」「罪への意識」「死への恐怖」「神の存在への追及」「死生観に対する悩み」の7つの下位概念をあげ、窪寺 (2004) は「「わたし」の生きる意味・目的・価値の喪失」「苦痛の意味を問う苦しみ」「死後への不安」「「わたし」の悔い・罪責感」の4つをあげている。藤井・藤井 (2009) は、「命の意味 (生きている意味) への問い」「苦悩の意味への問い」「人生の価値」「孤

独」「罪責感」「限界」「死や死後の世界への問い」の7つをあげている。村田（2003）は、「スピリチュアルペインを自己の存在と意味の消滅から生じる苦痛」と定義し、時間存在、関係存在、自律存在の3次元から捉えている。また美馬（2010）は、終末期の子どもと親の手記に表現された言葉からスピリチュアルペインに分類される表現を分析し、子どものスピリチュアルペインとして「人生の意味への問い」「苦しみの意味への問い」「死の恐怖」「死後の世界への問い」「希望」「親への心の配慮」をあげている。

　スピリチュアルペインが、身体的問題や、心理社会的問題の背後にいつも潜んでいるということが明らかになっていくにつれ、スピリチュアルペインを問題とする対象者は、がん末期の患者から広がってきた。たとえば、Expressions of Spirituality Inventory（ESI）(MacDonald, 2000)やSpirituality Scale（SS）(Delaney, 2005) などは、末期患者や慢性病以外のさまざまな領域で用いられるようになっている。スピリチュアルペインの研究領域も、身体的、精神的健康や well-being との関連が注目され（Hill & Pargament, 2008）、精神疾患の領域、アルコール・薬物依存者、認知症、青年期の自殺念慮、犯罪被害者、悲嘆領域、ソーシャルワーク実践（Canda & Furman, 2010; Hodge, 2015）まで広がっている。日本でも近年ようやく、緩和ケア以外の領域において、スピリチュアルペインの構成概念や、スピリチュアルケアについての研究が見られるようになった。上田（2006）は、411名の大学生（男性142名、女性258名、不明11名、平均年齢19.7歳、SD=1.88）を対象にスピリチュアルペインの尺度を開発し、妥当性のある下位概念として「自己に対する不信」「価値体系の崩壊」「無条件の愛・受容の不在」「死の苦しみと孤独」の4因子を導き出した。そして学生のスピリチュアルペインは、「生活満足感のなさ」より「生きがい感のなさ」に対して説明力が強いことを示し、スピリチュアルペインの特性を説明している。また今村（2013）は、大学生604名（男性284名、女性315名、不明5名、平均年齢19.6歳、SD=1.61）を対象にした調査で「自己存在への不安」「実存的空虚」「信仰心の不在」「死の不安」「親密な関係性の不在」「価値基盤の揺らぎ」「罪責感」の7因子が青年期のスピリチュアルペインの構成概念であることを明らかにし、スピリチュアルペインが高いほど自殺念慮が高いこ

とを明らかにしている。湯川（2013）は、3名の犯罪被害者のインタビューを内容分析し、スピリチュアルペインを構成するカテゴリーを「生きる意味」「苦難の意味」「価値観の変化」「罪責感」「超越者の存在」とし、死者が生前もっていた関係性や尊厳を回復する「死者のケア」が「死者との関係性」の回復を促進し、遺族の人生にとって大きな意味をもつと考察している。また近年、スピリチュアルペインの本質や関わりについての研究もみられるようになってきた。市瀬・木原（2013）は、自殺に至るスピリチュアルペインについて、社会的な排除と絆回復の視点から考察し、根源的次元への関わりの必要性を指摘している。また稗田（2013）は、アルコール依存者のスピリチュアルペインが潜在化する構造の分析と、それを解決するソーシャルワークについて考察している。さらに近年は、「何のために働くのか」という視点から、ビジネススクールでスピリチュアリティやスピリチュアルペインが取り上げられ、ビジネスやキャリアにおけるスピリチュアリティの研究も精力的に進められている（金井, 2002）。

　先に述べたように、スピリチュアルペインの研究はその大半が終末期患者を対象として行われてきた。そのため日本ではスピリチュアリティそのものの議論は深まらず、スピリチュアルペインのアセスメントとその介入に比重が置かれる結果となった。今後はスピリチュアリティの本質的議論からスピリチュアルペインを捉える視点が必要である。

3. スピリチュアリティ、スピリチュアルペインを示唆する理論

　スピリチュアリティやスピリチュアルペインという語は使われていなくとも、人間の実存的・根源的領域から人間の在り方やその苦悩を議論したものはこれまでにもあった。語る者の立場は、宗教者、哲学者、精神科医、心理学者等さまざまであるが、そこで議論されている概念は、どれも科学的枠組みを超えた人間の本質と捉えることのできるものであり、スピリチュアリティと関連づけて説明することができる。ここでは、Frankl、Maslow、Eriksonの理論を考察する。

第3章　スピリチュアリティ

Frankl（フランクル）の「意味への意志」と「実存的空虚」

　その著書『夜と霧』で知られる精神科医 V. E. Frankl は、ナチス政権下の強制収容所の経験後に、その以前から構想していたロゴセラピーを著したことで知られている。Frankl（1972; 1977; 1978; 2005）の主張の中心は、人間の根源的な欲求は、自分の人生を意味あるものにしたいという「意味への意志」である。そして、どうにもできない状況やその苦悩の中に意味を見いだすことができなければ、人間は無意味感に陥る。これが「実存的空虚」である。「意味への意志」は同じく人間の欲求である「快楽への意志」や「力への意志」と対置するものであり、またより根源的なものである。快楽や権力を得、周りからは自己実現を達成し幸福に見える人が、その人生に意味を見いだすことができずいのちを絶つことは、その人生の虚しさ、つまり実存的空虚のゆえといえる。Frankl は、苦悩それ自体が人間に絶望を生じさせるのではなく、むしろ意味がないという苦悩が人間を絶望に至らしめる、と述べている。

　Frankl は、スピリチュアリティの本質的部分ともいえる「生きる意味」について次のような例をあげている。あるアメリカの大学で自殺を試みた60人の学生のうち85％が、「人生が無意味に思えた」ことを自殺の理由としてあげていた。ところが、この無意味感に苦しんでいる学生たちの93％は、「社会的に積極的に活動し、学習面でもかなりの成績をとり、家族関係もうまくいっていた」のである。われわれは、社会的、経済的状況さえ改善すればすべてはうまくいき、人は幸福になるだろうという夢から目覚めようとしている。結局のところ、我々は経済的に生きる手立てを手に入れたが、何のために生きるのかという「意味」はまだ手に入れていないのだという。これはまさに現代社会に生きる私たちが突きつけられている課題だといえるだろう。彼は、人生は意味に満ちている、どのような状況にあっても無条件に意味があると主張する。そしてその意味は自らが探求し、見いだしていくものだという。ではどのようにして意味を見いだすことができるのだろうか。彼は、エゴを超え本当の意味で自己実現するには自己超越が必要であると主張する。満たすべき意味や出会うべき人と

いった、自分自身とは違う何か、自分自身とは別の誰かに関わることこそ人間の根源的な事実であると主張し、それを表現するために「実存の自己超越性」という言葉を用いている。そしてこの自己超越性という特質を人が生き抜かない限り、実存することはできないというのである。

　自己超越して人生に意味を見いだすことを可能にするのは、3つの価値の実現にある。それは、「創造価値」「体験価値」「態度価値」である。「創造価値」とは、何かを行うことや創造することによって実現される価値である。Franklはその例として自身の経験をあげている。彼は強制収容所の中で自分自身の原稿を最後まで手放さなかった。また原稿を奪われても、なお小さな紙片に速記用の記号で復元を試みた。強制収容所という極限状態の中で彼の生を支えたのは「自分になされるのを待っている仕事がある」という創造への思いであった。「体験価値」とは、芸術や自然などを通して何かを体験することや、誰かを愛することによって実現されるものである。誰かを愛することとは自己満足的なものでなく、自己超越や自己放棄によって、その人の精神的人格を直接に志向する種のものである。そのような愛は、愛することと愛されることで互いの人生を意味あるものにすることができる。

　「態度価値」は、3つの価値の中で最も重要なものとして位置づけられている。これは、どうにもできない状況において人がどのような態度をとるかによって実現される価値である。人間は、避けることも変えることもできない運命に出会うことがある。苦悩が伴うその場面において、人はそこから逃げることも絶望することもできる。しかし人生に対する態度によって、人はその状況においても意味を見いだすことができるのである。苦悩に出会ったとき、その苦悩を「引き受ける」かどうかは、その人の選択に委ねられるのである。つまり「態度価値」は、自分自身が人生に「何か意味があるのか」と問うのでなく、「人生は私に何を期待しているのか」という人生からの問いに責任をもって応答するというものである（Frankl, 1977; 1985）。どうにもできない状況に置かれたとき、人は人生からの問いかけにどのような態度をとるのか、その態度によって人は主体的に意味を見い

だすことができるのである。

　このように「意味への意志」は生物学的、心理学的、社会学的領域に還元することができない人間の本質的部分であり、いのちや人生の意味に関する問いは、人間存在本来の表現であり、人間のもっとも人間的な表現── もっぱら人間であるがゆえの問い ── なのである。

　Franklのいう「意味への意志」は、スピリチュアリティの本質と重なるものであり、また Franklの実存的空虚は、「人生の意味が見いだせない」ということばで表現されるスピリチュアルペインに重なる概念と考えられる。

Maslow（マズロー）の至高体験と B 価値

　Maslow（1968; 1971）は、フロイト派や行動主義から離れ、人間をその病理的側面や問題行動から理解するのでなく、むしろ健康な人間の姿から理解しようとした。人間を成長に向かう 5 段階の欲求（ニーズ）から理解する欲求階層論はこのような背景から生まれた。彼は人間の欲求を、基本的、具体的なものから高度で抽象的なものへと段階的に説明し、低次の欲求が満たされることで、高次の欲求に対する希求が起こると考えた。

　5 つの欲求とは、生物学的な基本的欲求といわれる、食事や睡眠などを求める「生理的欲求」（第 1 段階）、安心、安全を求める「安全欲求」（第 2 段階）、社会的居場所として何かに所属することや愛されることを求める「愛と所属の欲求」（第 3 段階）、所属する社会的グループから認められたい、あるいは自分自身を認めたいという「承認・尊重欲求」（第 4 段階）、そして最後に「自己実現欲求」（第 5 段階）をあげている。第 1 段階の生理的欲求から第 4 段階の承認欲求までは、足りないものを満たしていく「欠乏欲求」であるのに対し、第 5 段階の自己実現欲求は「成長欲求」であり、これは第 4 段階までの欠乏欲求とは異なる性格であるとしている。

　第 4 段階の承認・尊重欲求については議論がある。厳密にみていくとこの欲求は、他者から認められたいという「他者からの承認欲求」と自分自身が自らを承認する「自己尊重欲求」の 2 つに分けることができる。その

ように考えると、他者からどのように評価されるかという承認欲求は欠乏欲求の性質をもつものといえるが、自らが自分自身をこれでよいという自己尊重（自己肯定）は自分自身の在り方を問われるものであり、成長欲求に近い性質をもつものと理解することもできる (Rowan, 1998)。

　Maslow の欲求階層論には十分に理解されていない点がある。ひとつはこの理論でいわれる人間の欲求について、低次欲求が完全に満たされなければ次の欲求は表れないと理解されていることである。しかしながら Maslow 自身はそのような主張はしていない。それどころか彼は低次欲求がすべて満たされなくとも次の欲求は希求されると述べている (Maslow, 1971)。もうひとつは自己実現についてである。自己実現は、自分の目標を達成することや、なりたい自分になると理解されていることが多い。しかし Maslow のいう自己実現欲求とは、「なりたい自分になる」という自己中心的なものではない。自己実現はそのような利己的なものではなく、自我の枠踏みを超えた存在の本質的価値に向けられるものであり、存在の本質に価値を見いだすものである。Maslow は、成長志向にあり自己実現する人は、たやすく自我を忘れることができ、自我を超越し自己意識をもたないで客観的世界に取り組むことができるという特徴をもつという。そしてそのような自己実現は至高体験 (peak experience) を経て可能となる。実際に自己実現欲求を満たしている人は、宗教的経験、美的経験、創造的経験といった純粋の喜びや充実感を得る至高経験をもっている。至高体験とは自己実現の一側面であり、B 価値（Being－存在価値）に究極的な価値を見いだすことができるものなのである。Maslow は至高経験を、今ある現実を超え、存在そのもの、あるいは究極的リアリティを知覚する体験と定義し、至高経験によって、人生の意味を見いだし、人生の目的を知ることができるとしている。そしてこの高次の動機は、人類普遍のものであり、潜在的であるという (Maslow, 1971)。

　Maslow は、幸福は現実生活の中で苦悩する体験を通じて初めて得られる、また、人間はもって生まれた生物的条件を担いながらもなお、能動的主体者として人生を送ることができると、人間の本質的価値を主張している。そして晩年、スピリチュアリティの中心に至高体験を置き、トランス

パーソナル心理学という新しい見解を提案したのである（Hoffman, 1996）。その意味では、Maslow の自己超越へと向かう B 価値に基づく人間の成長は、自己すら超越し意味を見いだしていく Frankl の「意味への意志」と共通した性質をもつとも考えられる。

ただ Frankl（1977）は、自己実現は人間の究極の目的ではないという。自己実現は、意味を実現する限りにおいてのみ、自分自身を実現するものであり、逆に人が自分自身を実現しようとするなら自己実現は正当性を失う。なぜなら、人間が自己実現を目的そのものとするなら、人間の実存の自己超越的な性質と矛盾するからである。このように、Frankl が自己超越の結果として自己実現を捉えていることを考えると、Maslow の自己実現は、階層性を認める限り Frankl と同じものとはいえないかもしれない。しかし Maslow の人生の意味や目的を B 価値におく自己実現は、自己超越の性質をもつことにおいて、スピリチュアリティの性質をもつものであると考えることができる。

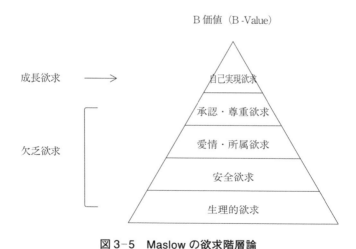

図 3-5　Maslow の欲求階層論

出典：Goble, E. G.（1980）*The Third Force: The psychology of Abraham Maslow* を基に筆者が作成

Erikson(エリクソン)の第9段階

　Erikson (1980) は、人は生まれてから死ぬまで発達するという人間理解から人を「乳児期」から「高齢期」まで8つの段階に区分し、それぞれの段階の発達課題を達成しながら、人はひとつの段階から次の段階に移行するとする「ライフサイクル論」を提唱した。各段階には、その段階で獲得すべき課題が設定されている。たとえば、「乳児期」の課題は基本的信頼の獲得であり、それと対立するものが基本的不信である。乳児期に人は基本的信頼を獲得することによって「希望」が生まれる。最後の段階である「高齢期」は統合がその課題であるが、この統合のために要請されるのは叡智である。叡智とは、「死そのものに向かい合う中での、聡明かつ超然とした関心」と説明されるものである。ところが Erikson は自分自身が高齢期を生き、予期せぬ経験に直面したことで、彼は老年期の課題について再定義することになる。というのは、ライフサイクル論の中で想定されていた「高齢期」が、もはや現代社会では当てはまらないことに気付いたからである。当初彼が想定していた高齢者は、社会の中で長老（少数者であり、この発達段階にふさわしく、思慮深くその役割を果たし、かつ尊厳ある死に方を熟知している少数の賢明な人間）として受け入れられていた。しかし現代社会において、もはや高齢者は少数の賢者ではない。今や高齢者人口は増加し、社会の変化の中でその役割は大きく変わってきた。年々増加する高齢者の「後期高齢期」の現実に目を向け、高齢者は能力の崩壊を経験し、その日その日を無事に過ごせるかが関心事となり、身近な人との別れをはじめとする多くの喪失体験をしていることを指摘した。そして彼は、最後の段階の失調要素である「絶望」の対極に、人間が最初に獲得する「希望」があることに注目し、希望という私であること（"I"-ness）の基本的性質を抜きにしては、「人生が始まることも、意味をもって終わることもありえない」(1997, p. 62) とし、希望の最後の形態を表す言葉として信仰をあげ、ライフサイクル図の左上の欄におくことを提唱した（図3-6）。このようにライフサイクルは最後に再び最初の段階に回帰する中で、「希望に満ちている」ことを確認することが残されていると主張する。ここに人生の始ま

第3章　スピリチュアリティ

り（子ども）と終わり（高齢者）の意義深い関わりが生まれる。

　さらに Erikson は、高齢者のこの時期を「第9の段階」と名づけ、その課題を次のように述べている（Erikson & Erikson, 1997）。第9段階は、むしろ各発達段階の失調要素（たとえば、乳児期の同調要素「信頼」に対する「基本的不信」、前成人期の同調要素「親密」に対する「孤立」など）が優位な位置に立つ時期である。そしてもし高齢者が第9段階での失調要素を甘受することができれば、そこから老年的超越性に向かうことができると。

　Erikson は、Tornstam（1993）の老年的超越（Gerotranscendence）を引用し、人は老年期において老年的超越に至る潜在的可能性をもっているとし、これまでの物質的・合理的視点から、限界を越えるより神秘的・超越的視点に移行することで、人生の満足度が増加するという考えを支持した。Tornstam によると、老年的超越者は、宇宙の精神や神秘的交信という新しい感性をもち、死は身近な親しい存在となり、自己の感覚が広がり自分と関わりのある他者をも含むものとなる。そしてこの超越性は、たましいと身体に語りかけ、身体とこころと精神を隅々まで使うありとあらゆる活動へと導くとしている。Tronstam の神秘的・超越的視点は、Maslow が主張した至高経験の性質と一致している。老年的超越は、身体的、心理的、社会的領域における限界を超える性質であり、スピリチュアリティの性質をもつものということができる。

スピリチュアリティの議論から見えるもの

　このようにスピリチュアリティは、生物学的心理社会的存在として限界をもつ人間の存在意味の探求や苦悩への態度において、人間の本質を問うものとして議論されてきたのである。

　Frankl、Maslow、Erikson はいずれも人間そのものに関心を寄せており、彼らの理論は人間の生き方に注目して生まれた理論である。彼らの主張において重要な点は、さまざまな経験や苦悩を味わう人間の生きる根拠を、目に見える快の獲得ではなく、むしろ逆に自分の思いを手放すことや自己を超越することに見いだしていることである。つまり「生きる人」の在り方を突き詰めていくとき、生きる主体であるはずの自己を手放す（超

越する）ことにおいて、自己が生きることを示しているともいえる。そして、そこに人間そのものの本質的な意味を見いだそうとしている。

　最後にもう一人、Kübler-Rossを加えておきたい。第1章で述べたように、彼女は死についての議論を公にした精神科医であり、また死にゆく人の友であろうとした人物であった。死と死にゆく人のセミナーから始まり、彼女の関心は学問的関心から死後の世界へと移行した。深い関係性をもち看取った人たちがどこへ行くのかが、彼女の次の関心になったのである。その意味でKübler-Rossはスピリチュアルな世界観を追求したともいえる。そうした態度に対して多くの友は彼女のもとから去って行った。Kübler-Rossはその晩年、脳梗塞で倒れるが、自らの病とその苦しみを受け入れることができなかった。多くの人の死に二人称として関わったKübler-Rossでさえ、一人称の苦しみを受け入れることは容易でなかったのである。彼女は、その晩年初めて自分の問題として、なぜ自分は苦しむのかという苦しみの意味に向き合うことになる。そこでDavid Kesslerと共に著したのが、Life Lessons（2000）である。Kübler-Rossは、この中で自分にはまだまだ学ぶべきことがあり、そのために生きているのだという彼女の人生に対する主観的意味づけを述べている。彼女の学ぶべきレッスンの課題は、ほんものの自己、愛、人間関係、喪失、力、罪悪感、時間、恐れ、怒り、遊び、忍耐、明け渡し、許し、幸福、最終レッスンであり、それらはすべてスピリチュアルな課題に通じるものである。なかでも「明け渡しのレッスン」は、自分を手放すことにおいて、自己存在をあらたに受け取ることが書かれている。これもまた自己を手放すことにおいて生きることを肯定する姿であり、Frankl、Maslow、Eriksonに共通する性質を見ることができる。

　これら、意味を求めて生きるという人間観や、科学的合理的視点からの解放という視点は、人間存在がそもそも何であるかについての議論を喚起するものでもある。Eriksonは、自身が高齢になったことから第9段階を提唱した。しかしそこで提唱された人間の課題はなにも高齢者に限ること

ではない。Franklが引用した若者の自殺の研究からも明らかなように、科学的合理性を求めて生きる人の実存的空虚感という苦しみは、どの年代においても共通するものである。MaslowのB価値においても同様である。意味や関係性を志向するスピリチュアリティは、人間の成長欲求の根底にあると考えられる。そしてそれは各段階の欠乏欲求が満たされていなくても、なお存在そのものに回帰する志向をもつ人間に、本質的に備えられたものなのである。WHOが健康の定義にspiritual well-beingを加えたのも、合理的視点やエビデンスからみる人間理解は、本来ある全人という人の姿を捉えるものとして不十分であるという反省からである。先進国における物質的充足感が、逆にspiritual vacuumを生み出している。そのように考えると、スピリチュアルな領域を満たす動機や態度、また逆にそれが見いだせない苦しみという対立課題は、人間の成長のどの過程でも発現するものであると考えられる。

8 老年期	信仰 （希望の 最後の形） ∧							統合 vs 絶望 〈叡知〉
7 成人期							生殖性 vs 停滞 〈世話〉	
6 前成人期						親密 vs 孤立 〈愛〉		
5 青年期					同一性 vs 同一性 混乱 〈忠誠〉			
4 学童期				勤勉性 vs 劣等感 〈適格〉				
3 遊戯期			自主性 vs 罪悪感 〈目的〉					
2 幼児期 初期		自律性 vs 恥、疑惑 〈意志〉						
1 乳児期	基本的 信頼 vs 基本的 不信 〈希望〉							

図3-6　Eriksonのライフサイクル論

出典：Erikson, E. H. & Erikson, J. M.（1997）*The Life Cycle Completed: A Review* に従って筆者が加筆

第4章
QOL

1. QOLとは

　スピリチュアリティが全人としての人間がもつ一人称の主観的領域として理解され、その重要性が認識されるにつれ、QOLの評価においても、スピリチュアリティがQOLに与える影響が注目されるようになった。ではQOL概念はどのようにして生まれてきたのか。まずその経緯から振り返りたい。

　現代医学はその高度な技術によって、多くの病を治し人の命を延ばすことに貢献してきた。しかしその高度な先端医療は、治る見込みのない病をもつ人に対しても、治癒可能な病気の治療と同じように適応されてきた。命を1分1秒長くすること —— つまり長く生きることを助けること —— が、医の使命であり、人の幸せにつながると信じて疑わなかったからである。

　苦痛を伴う延命治療。それは、確かに人の寿命を延ばすに違いない。しかし、いかなる医療も死を避けることはできない。その避けられない死に対して最期まで治療を続けることは、死の瞬間まで「生きる」というプロセスをただ苦しいものにするだけではないか、死にゆく人にとってそれが本当の幸せにつながるのだろうか、人の幸せはその人の生きた長さによるのではなく、中身の濃さによるのではないか —— このような疑問は、合理主義に価値を置き、還元主義をその拠り所としてきた西洋医学に価値の転換を迫ることになった。Quality of Life（QOL）はこの価値の転換 —— 人

生の長さ（quantity）より質（quality）を、治癒（cure）よりケア（care）を——によって生まれた概念である。特に、末期がんをはじめとする終末期の人たちへのケアとして、ホスピスケア、緩和ケアが進められるようになった背景には、このQOLという概念の登場が大きく影響している。終末期の人を含め、病をもつ人に対するアセスメントは、その人の生活に関わるすべての要因を考慮する必要がある（Engel, 1977）ことが、臨床現場や研究において明らかにされていくことで、「どれだけ生きるか（quantity of life）」より「どのように生きるか（quality of life）」のほうが重要であるというQOL概念の浸透は、医療の在り方を大きく変えることになった。

　では、ここでいう死にゆく人のQOLとは何を指すのか。保健・医療・福祉分野では、どうすれば病をもつ人のQOLを高めることができるかが大きな関心事のひとつである。またQOLは看護やソーシャルワーク介入の効果測定のアウトカムとしても注目されている。しかしながらQOL概念は曖昧に使われており、QOLを評価しようとする専門職によってその理解は多様であるのが現状である。「患者のQOLを上げるために外泊させよう」、「リハビリを始めたから患者のQOLは上がるだろう」というようにQOLは曖昧に使われているだけでなく、ときにActivities of Daily Living（ADL）と混同して用いられている。

　QOLは多くの研究がなされているにも関わらず、その統一された構成概念はまだ構築されていない。ただ、これまでの研究からQOLの概念について、2つの点においてコンセンサスが得られている。

　ひとつは、QOLは身体機能・状態、心理的状態、社会的状況を含む複数の概念をその下位概念としているという点である（Aaronson, Bullinger, & Ahmendzai, 1988）。つまり、QOLはあるひとつの領域——たとえば、身体的に健康であるか、経済的な問題があるか等——において評価されるものではなく、その人の人生や生活全般に関わるさまざまな領域において評価される概念だという点である。これは、世界保健機関（WHO）の健康の定義を反映したものである。WHOは、健康とは単に病気がないという状態をいうのではなく、身体的にも精神的にもまた社会的にも良好な状態を意味するとしている。つまりQOLは、人間の包括的な健康を意味す

る概念であり、その構成概念に身体的、精神的、社会的領域といった複数の領域を含むものなのである。

2つめは、QOLは主観的概念だという点である。つまりある人のQOLは、その人自身が評価するものなのである。Gerson（1975）は、QOLは人がその生活全般についてもつ満足感（satisfaction）と充足感（the sense of well-being）であると定義している。また、Caiman（1984）は、QOLは人がその経験を通して人生の目的や希望がどの程度実現したかというレベルを表すものであると述べている。このように、QOLは、QOLを問題とする人の主観によって評価される概念なのである。

QOLが「いかによく生きるか」を問題とする以上、この概念は病気や医療においてのみ捉えられる概念ではなく、すべての人の、生き方そのものに関わる概念である。現在は、若者のQOL、遺族のQOL、また仕事のQWL（Quality of Work Life）というように、さまざまな領域で議論されつつある。しかし、先に述べたようにQOLが医療の在り方を問う形で登場した経緯から、QOLの概念を議論するには、QOLが保健・医療の領域の中でどのように扱われてきたかを見ることが、その本質に迫りやすい。QOLをどのように捉えるのか、その概念的枠組みはどのようなものか——この問いに対して、病をもつ人、死にゆく人を対象としながら、QOL概念が意味するところを明らかにしていきたい。

QOL概念の枠組みは、その時代を支配する考え方によって大きく変化してきた（藤井，1997）。まずQOLの概念枠組みの変遷について、医療の現場で捉えられてきた健康関連QOL（Health-Related QOL）を中心に見ていきたい。

2. QOL概念の変遷

QOLの概念モデルは、その時代が捉える人間理解によって、メディカルモデル（Medical Model）、バイオサイコソーシャルモデル（Biopsychosocial Model）、そして、バイオサイコソーシャル・スピリチュアルモデル

(Biopsychosocial & Spiritual Model)と移行してきた。

メディカルモデル

　現代医学を支配するメディカルモデルは、西洋の合理主義のプロセスから生まれたものである。Weber (1958)がその著書"プロテスタンティズムの倫理と資本主義の精神"で主張しているとおり、手段と結果は合理的にリンクするものであるという合理化の名のもとに生じた16世紀に始まる科学革命（Scientific Revolution）は、西洋における世界観、宇宙観を大きく変えた。この科学革命はニュートン物理学やコペルニクス地動説をはじめ、医学、科学、芸術、経済活動などあらゆる分野に広まった。

　この価値観が医療の中で具現化されたのが、メディカルモデルに依拠する西洋近代医学である（藤井, 1998）。メディカルモデルは、病気は生物学的基準によって診断されるものであり、病気のない状態が健康な状態である（Hewa & Hetherington, 1990）とし、病気を「身体のさまざまな部分の機能障害の結果」（Hewa & Hetherington, 1995, p. 133）（筆者訳）と捉える。

　メディカルモデルは、要素還元主義（特定原因論）と心身二元論をその拠り所としている。つまり、病気は何らかの原因の結果として生じるのであり、症状の裏には必ずその原因があるという立場をとる。したがってメディカルモデルは、病気の「原因」と結果であるところの「症状」は、リニア関係（linear causality）であると主張する（特定病因論）。そのため症状が現れると、まずその病気の原因を探り（検査）、そしてその原因を見つけ症状を確定し（診断）、最後にその原因を取り除く（治療）――これらが西洋医学の使命ということになる。つまり、近代西洋医学を行う医師は、病気の原因を探りながら、症状をもつ体の部位、臓器、細胞、DNA……とその焦点を次々と下位システムに向け、そこに原因を発見する。そしてその原因、つまり障害を起こしている部分に薬を注入したり、機能しない部分を切除したり、交換したりする行為によってその原因を取り除くのである（Syrjala & Chapko, 1995）。このプロセスを経て、最終的に原因となるものが除去されたとき、その結果として症状は改善され、健康は上位システム――DNA、細胞、臓器、その所有者であるところの人間――へと還元さ

れる（治癒）というものである。

　メディカルモデルのもうひとつの柱である心身二元論は、人間の心と身体は別々のものであり、医学は人間の身体にのみ貢献するという考え方である。この考え方によると、医学の捉える人間はもはやBody－Mind－Spiritというトータルな存在ではなく、その肉体（Body）を中心とした捉え方にならざるを得ない。したがって、医学の関心は、人ではなく、症状やその部分となるのである（藤井, 1993）。

　人間を身体中心に捉え、人間を細かく分断し、病気を科学的に理解するメディカルモデルが近代医学を支え、病気治療のための高度な技術や新薬の開発を支えてきたことは言うまでもない。しかし一方でこのモデルは、患者の心理的、情緒的、認知的側面から病気を理解する余地を与えない。Dubos (1959) は、メディカルモデルは生物体として人間の身体をどう理解するかを示しているが、それは同時に、人間の全体たとえば、心理的、文化的、社会的側面を考慮しない見方を提示したと批判している。メディカルモデルに則った研究は、常に病気を治癒するためのより高度な知識や技術、新しい治療法や薬の開発を目的とする。そしてその結果、治る見込みのない病気をもつ人や死にゆく人は、その対象からはずされることになるのである。

新しいパラダイムの必要性

　メディカルモデルは、生物体としての人間を科学的に理解するモデルではあるが、同時にそれは、人間全体をトータルに評価し理解することを妨げるモデルである（Dubos, 1959）。実際にメディカルモデルでは説明のできない病気や状態が存在する（Freedman, 1995）。このモデルの限界を示すものとして2つのことをあげてみたい。

　ひとつは、どうしても治せない病気があり、病気のために死んでいく人がいるという事実である。メディカルモデルを拠り所とする西洋近代医学は、原因を見つけて治療し、その結果病気を治すということをその使命とする。したがって、病気を治すことができないという事態が発生すると、その時点で、このモデル自体が限界を迎える。終末期の患者にとって高度

な医療が無力であることは我々のよく知るところである。

　もうひとつは、メディカルモデルでは、心を病む人を説明しきれないということである。近代医学が心と身体を分離し、病気の原因は必ず身体の中にあり、その原因を取り除けば健康になるという考え方を主張する限り、心の病気の原因も、身体の中に見つけ、その原因を排除しなければならない。しかし実際のところ、心の病に対して、結果としての症状を理解したり、その症状をある程度抑えることができたとしても、その病を引き起こす原因そのものを還元主義的に身体の中に求め、それを取り除くことは難しい。心の病の原因は、むしろ身体の外に原因やきっかけがあることが多いからである。ここでもメディカルモデルの限界は明らかである。このようにメディカルモデルは、医学の発展と病気の克服に貢献してきたが、そこには、決定的な限界があることが明らかとなった。

パラダイムシフト

　Weber（1958）は現代西洋社会の行く末を悲観的に捉え、次のようにいう。「この文化発展の最後の段階では、次のようなことが真理となるだろう。精神をもたない専門家、心をもたない享楽主義者、こういった無なる人は、かつて達したことのない文明化のレベルにまで到達したような気になるのである」（p. 183）（訳筆者）。Weber の Rationalization 理論は、その果てが行き詰まりであるかのような印象を与える。しかし、Weiss（1987）は Rationalization の限界を理解したとき、問題を解決する新しい道が見えてくるのだと論じる。また Kuhn（1962）は、これまで社会を支配してきたパラダイムが、新しく生じてきた問題を解決できなくなったとき、社会変革が起こると主張する。Duhl（1986）は、高度な技術社会の中において、ヘルスケアは危機にさらされていると指摘し、メディカルモデルがヘルスケアにおいて妥当なモデルといえるかどうか再検討する必要があると述べている。実際多くの医療専門家が認識しているように、もはやメディカルモデルでは、すべての病気を説明することはできないのである（Freedman, 1995）。そこで、現代医学、医療の中に根本的なパラダイムの変革——パラダイムシフト——をもたらす新しいモデルが必要となった。

バイオサイコソーシャルモデル

バイオサイコソーシャルモデルはメディカルモデルにチャレンジするモデルとして、1977年に精神科医Engelによって提唱された。還元主義や二元論をその拠り所とするメディカルモデルと異なり、バイオサイコソーシャルモデルはその根拠をシステム論に求めている（Engel, 1977; 1980）。事実、身体の不調や病気は、生体臨床学とは無関係の複数の要因によって生じており（Hewa & Hetherington, 1995）、メディカルモデルに含まれていない要因を無視して病気を理解することは困難である。

バイオサイコソーシャルモデルはこれまでメディカルモデルから排除されていた一連の包括的な要素を取り込み、病気そのもの、あるいは病気によって起こる身体的変化を、病気をもつ人に関わる要因 ── たとえば、その人のライフスタイル、社会関係、経済的状況、生活環境、情緒的安定等 ── によって説明する。したがってメディカルモデルを、症状に焦点をあてるDisease-Oriented Modelとすれば、バイオサイコソーシャルモデルは、病気をもつ人に焦点をあてるPerson-Oriented Modelモデルといえる。

バイオサイコソーシャルモデルの捉える"病気"

バイオサイコソーシャルモデルでは、"病気"あるいは"健康"を、システムを構成する各要素がうまく機能しているかどうかによって判断する。Engel（1978）はこのモデルの構成するシステムのレベルを次のように表している。生物圏、ホモサピエンス、国家と社会、文化、下位文化、コミュニティ、家族、行動し経験する主体である人、身体システム、臓器、組織、細胞、小器官、分子、原子、原子構造内の粒子。それぞれのシステムは他のシステムの構成要素と相互に影響しあっているため、あるシステムの中でその秩序が乱されることがあれば、それは他のシステムに影響を及ぼすことになる。Engelは"harmony（調和）"という言葉を用いて、健康を「システム間、あるいはシステム内の調和のレベルを表すもの」と定義した。そしてこの不調和は、たとえば細胞レベル、臓器レベル、人間全体

あるいはコミュニティレベルというように、どのレベルでも起こる可能性をもっていると説明する。したがって、健康か病気かの区別は、その人に関わるすべての要因——文化的、社会的、心理的要因——を考慮に入れない限り判断することはできない。この立場に立てば、これまで説明のできなかった環境や人間関係によって病気が引き起こされるということも理解できるのである。

これまで述べてきたことから明らかなように、メディカルモデルの目的、「病気を治癒すること」と異なり、バイオサイコソーシャルモデルは「新しいレベルのシステム間の調和を作ること」をその目的としている。したがって、病気をもつ人への介入は、その人が、以前と違う環境の中で新しい調和を作ることができるよう手助けするものとなる。

たとえば、ある人が病気になったとする。当然、病気によってその人の身体や気持ちに変化が生じる。しかし、病気はその人だけでなく、その人と家族の関係、職場や所属するコミュニティにも何らかの影響を与える。家族の収入を支えるため家族の中の誰かが働くこと、職場でその人にかわって仕事をするための人事異動が行われること、また病人を抱えた家族がサービスを利用するためのアレンジをコミュニティに依頼すること等はその例である。このように、病気はその本人だけでなく、家族、職場、地域社会に修正や変革を求める。新しいシステムの調整のためには、保健、医療、福祉に携わる専門家の知識と技術が必要となる（Engel, 1978）。このように、バイオサイコソーシャルモデルは、原因ー結果というリニア（linear）モデルとは異なり、それぞれのシステム、要因が相互に影響を及ぼしあう相互関係（reciprocal）モデルなのである。

バイオサイコソーシャル・スピリチュアルモデル

病気が治らないとき、また苦しみがあまりにも深いとき、私たちは、心理社会的存在として人間を捉えるだけでは十分でないことを経験している。身体的側面や心理社会的側面からだけでは、その人の苦しみに近づくことができない。このことは、人を捉える際に身体的、心理的、社会的側面とは別の側面が必要であることを示唆している。人間は、死やその苦し

みに代表されるような、どうしても越えられない限界をもつ存在である。それを背負いつつなおそこに在るとき、いのちある存在が苦しむことの意味や死に向き合うことの意味は、私たち自身への問いかけとして迫ってくる。死に向き合うとき、人は、自分自身の生きてきた道のりを評価したり、死とはどのようなものなのか、死後はどうなるのかという、答えのない不安を抱える。このような状況にある人を、身体的側面や心理社会的側面から説明することも、また理解することもできない。人間は、身体的存在として、また心理社会的存在として生きるだけでなく、この私がいのちをもって存在する意味は何かという問いに向き合う、哲学的、実存的、あるいは宗教的な存在なのである。

　バイオサイコソーシャル・スピリチュアルモデルは、科学的評価の対象として人間を理解するという前提を超えた視点をもつモデルである。特に、死にゆく人や重篤の病をもつ人の苦しみに関わろうとするとき、このような視点が重要となる。バイオサイコソーシャル・スピリチュアルモデルは、病気を治すことを是とすることや、何らかの効果的介入によって苦しみを和らげることを目的とするものではない。バイオサイコソーシャルモデルのように、介入や指針を立てたり、ケアすることでは助けにならないような状況にあって、バイオサイコソーシャル・スピリチュアルモデルは、人が、生と死を含めたこの人生をどのように受け止めるかという人間の根源的問いかけに、どのように寄り添うかという態度を示すモデルだといえる。これまでのモデルと比較していうならば、バイオサイコソーシャルモデルがPerson-Oriented Modelとするならば、バイオサイコソーシャル・スピリチュアルモデルは、Whole Person-Oriented Modelとなるだろう。

　このモデルの登場の背景には、WHOが1995年にQOLの重要な領域としてスピリチュアリティが必要であるということを宣言したことがある（WHOQOL Group, 1995a; 1995b）。しかしながら、実際にはそれ以前にもHiatt（1986）McKee & Chappel（1992）やKagawa-Singer（1993）らによって、モデルの必要性は訴えられていた。Kagawa-Singer（1993）は、進行性のがん患者は、健康を、人としての統合性や全体性の感覚と定義しており、一

般的な身体的、情緒的、社会的な機能と理解していないことを指摘している。さらにこのような視点は、医療者や健康関連領域の専門家以外からも提示された。Sulmasy(2002)は哲学的視点から、バイオサイコソーシャル・スピリチュアルモデルこそが人間を捉えるモデルであると主張した。彼は人間を、Lonergan (1957) がいうところの「関係性の存在」として捉える。そして人がある物事を理解するとき —— その対象が電子のような小さなレベルでも銀河のような広大なレベルであっても、あるいはそれが患者であっても —— 人はその対象を「複雑な一連の関係性」の中で理解する。したがって「病気」を正しく理解するなら、それは「身体が悪い」ということを示すのでなく、病気によって「あるべき関係性が崩壊した状態」になったのだと考える。この関係性とは、自分自身へ向けられる関係性(intrapersonal) と、自分の外に向けられる関係性 (extrapersonal) の2つを示すとしている。内側に向けられる関係性の阻害とは、身体の様々な部分や生理学的・生化学的過程の阻害であり、また心と身体の関係性の阻害である。外側に向けられる関係性の阻害とは、患者とその環境との関係性（身体環境、家族環境、社会環境）の阻害であり、また患者と患者を超えるもの（超越性）との関係性の阻害である。Sulmasy (2002) は、関係性存在である患者には、内外の関係性に対する全人的ケア－身体的、心理的、社会的、スピリチュアルなケア－が必要だとしている。そしてスピリチュアリティは、人間を超えるもの（超越性）への関心であるとし、その側面として、宗教性、宗教的・スピリチュアルな対処とサポート、スピリチュアルな良好さ、スピリチュアルニーズの4つをあげている。人間は、身体的・心理的・社会的側面における関係性でだけ生きているのではない。スピリチュアリティを含めた全人的な関係性存在として人を捉えると、バイオサイコソーシャル・スピリチュアルモデルは当然の帰結として生まれてくるのである。特に人生の最期、死に向き合うとき、目に見える世界観を超える関係性はその重要性が増すと考えられる。このような人間理解は、終末期の患者だけでなく、愛する人を失った家族に対しても必要である。死によって愛する人と別れた人は、それをどのように理解すればよいのか、また亡くなった人との関係性をどのように捉えればよいのか苦しむ。これ

第4章　QOL

は、身体的側面や、心理社会的側面から理解したり納得したりできるものではない。愛する人の死という経験のない出来事に対し、いのちがどこから来てどこへ行くのかという、これまで人を捉えてきた3領域を超えたテーマが、遺された人の課題となるからである。愛する人を亡くした家族や友人はスピリチュアルなニーズをもっており、悲嘆の過程にスピリチュアルな領域がどのような影響与えていくかについては今後の研究が待たれるところである（Sulmasy, 2002）。

3つのモデルの視点

ここで、これまで述べてきたQOLの3モデルが、その「対象」「目的」「人の死」をどのように捉えているのか考えてみる（表4-1）。

対象と目的

還元主義や心身二元論に基づくエビデンス中心のメディカルモデルが対象とするのは、疾患そのものや症状をもつ身体部分である。なぜなら、メディカルモデルの目的は、病を克服することであり、患者の生命を維持することだからである。これを患者の視点からみれば、病気からの「回復」が医療の目的となる。したがってメディカルモデルの目的は、病気を治すこと、つまり治癒（Cure）である。

一方、バイオサイコソーシャルモデルが対象とするのは、生活者としての患者である。そして、症状や疾患をもつ身体の一部分ではなく、目の前の病む人を一人の人間として捉える。したがってその対象は、病気になったことで起こるさまざまな問題——たとえば経済的問題、生活問題や家族関係を含めた人間関係など——である。つまりこのモデルによってソーシャルワーカーなどの専門職が関わる対象は、病をもつその人だけではなくその周りの人々や環境であり、そこへの働きかけが重要となる。ソーシャルワークは、専門職倫理として人間の価値と尊厳を中心価値としてもっている。またどのような状況にあっても人が発達への可能性をもっていることを信じ、それを実現すること側面から支えようとする。したがってバイオサイコソーシャルモデルの目的は、関わる人が価値ある存在

であるという人間の尊厳に基づき、どのような状況であってもその人が自分自身の力を発揮し、問題に向き合っていくことができるよう側面から支援する、ということになる。バイオサイコソーシャルモデルが目的とするところは、病気からの回復や病気の克服ではなく、病をもった生活者としてのその人自身、またその家族への介入とケア（Care）なのである。このように、バイオサイコソーシャルモデルはケアの対象を、従来のメディカルモデルの対象から拡張し、患者のもつ様々な痛みを身体的側面からだけでなく、心理社会的、精神的側面から説明することを可能にしたのである。

　一方バイオサイコソーシャル・スピリチュアルモデルは、その対象を全人としての人とその周りの人々とする。人を、生活者としてだけでなく、いのちを全うする身体的、心理社会的、スピリチュアルな全人として捉える。また、バイオサイコソーシャルモデルと同様に、病にある人だけではなくその周りの家族や友人なども対象とする。実際、ホスピスの哲学は、患者への関わりだけではなく、愛する人を見送る周りの人々をも関わりの対象としている。それは、いのちを全うするその人が、周りの人々との関係性によっても生きていること、周りの人々もまた、愛する人を失った後、生きていくプロセスにおいて、全人的な苦しみをもつと考えるからである。バイオサイコソーシャル・スピリチュアルモデルの目的は、死にゆく人や重症の病にある人が、自分自身の人生や苦しみに意味を見いだしていくことや、彼らがその人生を死を含めて受け止めていくことを関わる側が見守ることにある。ここでバイオサイコソーシャルモデルのように、その目的を「ケア」としないのは、そもそも関わる側が、人の苦しみをケアすることができるかという根源的な課題に直面するからである。苦しむ人に対して関わる者ができることは何なのかについては、第6章で詳しく述べるが、このモデルにおける関わりの目的は、専門職者が最も良いケアを提供するという形で行われるものではなく、苦しむ人自身が主観的な意味を見いだしていくことにつき合わせてもらう、というところに本質的な目的があると考える。その意味で、寄り添いという関係性を目的としてあげる。

人の死

　人の死についての捉え方は3つのモデルで大きく異なっている。メディカルモデルの対象は、あくまで疾患あるいはその部分であることから、患者の死は生物学的な視点から捉えられることになる。よってメディカルモデルは人の死を生物学的個体死と捉える。病気の治癒を目的とするメディカルモデルにとって、死は敗北を意味するものであり、その敗北を少しでも先延ばしにしようとするのが延命治療である。メディカルモデルにとって重要なのは、Quantity of Life（いのちの長さ）なのである。したがって、治癒不可能となった患者、つまり死にゆく患者は、現代医学の関心の及ばないものとなる（藤井, 1993）。メディカルモデルに拠る現代医学が、このように死に対して目を伏せてきたことが、現代社会の中に"死のタブー化"を生み出す結果となったのである（DeSpelder & Strickland, 1996）。

　一方、バイオサイコソーシャルモデルは、死を医学や医療の世界の出来事とするのではなく、その人のもつ社会関係（システム）の中での重要な出来事と理解する。したがって、たとえ治療法がなく、死にゆく過程であっても、その人を患者としてではなく"心理社会的苦痛をもつ人"と捉えるのである（藤井, 1993）。つまりバイオサイコソーシャルモデルにおける人間は、生物学的存在のみならず、心理社会的存在としての人間である。また、バイオサイコソーシャルモデルでは、死にゆく人は、家族、地域社会、経済の仕組みの中の一部なのであり（Engel, 1979）、死は、そのシステムの中でのさまざまな関係を一時的に終了させるものと考えられる。ここで「一時的終了」としたのは、人の死によって目に見えるさまざまな関係は終了するが、愛する人と別れた人たちの間では、新たな関係性が構築されるという余地を残すためであり、さらに、バイオサイコソーシャル・スピリチュアルモデルへの移行の必要性を示唆するためである。

　最後に、バイオサイコソーシャル・スピリチュアルモデルでは、死はいのちの営みの中で起こる重要な出来事と位置づけられる。いのちの営みとは、今を生きる世界観（システム）の中に存在する人間を理解するのではなく、いのちを生きるという意味において、目に見えるシステムを超えた世界観の中で死といのちを位置づけるという意味である。このモデルの人

間理解は、身体、心理、社会的存在のみならずスピリチュアルな存在を含めた全人的理解となる。バイオサイコソーシャル・スピリチュアルモデルでは、人の死によって、その人がもつすべての関係が終了するのでなく、亡くなった人と遺された人との関係の中に新しい関係性が生まれることを視野に入れている。これは、死にゆく人が自身の死後について考えるうえでも、また遺された人の悲嘆過程においても重要な視点である。

このように、バイオサイコソーシャルモデルとバイオサイコソーシャル・スピリチュアルモデルは、いのちのQuantityではなくQualityを問題とするのである。

表4-1 メディカルモデル vs. バイオサイコソーシャルモデル vs. バイオサイコソーシャル・スピリチュアルモデル

	メディカルモデル Disease-Oriented Model	バイオサイコソーシャルモデル Person-Oriented Model	バイオサイコソーシャル・スピリチュアルモデル Whole Person-Oriented Model
対象	患者の「症状(部分)」	「人」としての患者とその周りの人々	「全人」としての人と周りの人々
目的	回復・生命の維持 ＝治療(cure)	価値と尊厳 人間の発達へ可能性の実現 ＝ケア(care)	人生の意味を見いだす 死(生)を受け止める ＝寄り添い(being)
人の死	生物学的個体死 ＝医学の敗北	システムの中でのイベント 関係性の一時的終了	いのちの営みの中のイベント 新しい関係性の構築
	↓	↓	↓
	延命・機能回復が重要 (Quantity of Life)	個人とその周りの人々へのケアが重要 (Quality of Life)	全人としての人とその周りの人々への関わりが重要

3. QOLの下位概念

Quality of Life（いのちの質）は、その対極にあるQuantity of Life（いのちの長さ）に対する限界と反省から生みだされた概念である。つまりQOLは、「いかに長く生きるか」ではなく、「いかによく生きるか」という側面

を問題とする（藤井他, 2005）。したがって、QOL の"Life"は、「生活」というより、生活を含むより根源的な「いのち」や「生き方そのもの（人生）」を含むものと理解するのが妥当である。

世界保健機関（WHO）の健康の定義改正案の影響もあり、現在の健康関連 QOL（Health-Related QOL）は4つの下位概念——身体的領域における well-being（身体的 QOL）、心理的領域における well-being（心理的 QOL）、社会的領域における well-being（社会的 QOL）、そしてスピリチュアルな領域における well-being（スピリチュアル QOL）——で構成されると考えられている。先に述べたように QOL を、人がその Life（生活と人生）全般についてもつ満足感（satisfaction）と充足感（the sense of well-being）（Gerson, 1975）と捉え、人がその経験を通して人生の目的や希望がどの程度実現したかというレベルを表す（Caiman, 1984）主観的評価であると理解するなら、4領域における well-being（各領域の QOL）は、そのニーズの関係から次のように捉えることができる（第2章と多少重複するが改めてここで整理しておく）。

身体的 QOL（身体的領域における well-being）

身体的領域における QOL は、身体的機能不全や疾病・障害による身体的痛みや不快感を取り除きたい、あるいは解放されたいというニーズがどれほど満たされたかというレベルによって評価される。もちろんここには医学、予防医学、リハビリテーション等の視点が必要である。病気や怪我だけでなく加齢に伴う身体的変化においても、身体的 QOL は全体的 QOL の下位概念として重要なものとなる。しかしながら身体的 QOL は、あくまで身体的側面における主観的評価であり、日常生活動作を客観的に評価する Activities of Daily Living（ADL）とは、根本的に異なる概念であることを注意しておかなければならない。

心理的 QOL（心理的領域における well-being）

心理的・精神的領域における QOL は、不安が低く、落ち込みが少なく、また心配事がない安定した状態で過ごしたいという、人が一般的にもつ

ニーズや、精神科や心療内科での投薬などから解放されたいというニーズがどれほど満たされているかというレベルによって評価される。

　病のために他者の助けを借りなければならない人にとっては、何かを頼むことができる人、信頼できる人がそばにいることは、安心感や安定を得るのに役立つ。また、自律性を維持することも心理的・精神的安定に重要である。人は病気になったり、介護が必要になったりすると、その生活の多くの部分を人に頼らなければならなくなる。しかしたとえ他者に依存しなければならない状況にあったとしても、人はできる限り自分のことは自分でしたい、自分の生活を自分なりにアレンジしコントロールしたいという気持ちをもっている。もちろんターミナル期には、人に頼まなければならないことは多くなるが、すべてが周りによってコントロールされると、自分の人生や生活が自分で選び取れないことに対する不安や不快感をもつことになる。これは心理的領域における痛みである。その人の自律性を尊重することが心理的領域における well-being（心理的 QOL）では重要になる。

社会的 QOL（社会的領域における well-being）

　社会的領域における QOL は、その人のもつ社会関係の満足度や、その人のもつ社会的役割をどれだけ果たすことができるかという主観的評価であらわされる。人はさまざまな役割をもって生きている。たとえば、ある男性は、家庭で夫や父という役割を果たし、職場では課長としての役割をもち、また地域ではボランティア活動のグループメンバーの役割を果たしている。また別の女性は、家庭で妻や母という役割を果たし、高校の校長をしながら、町内会役員の役割を果たしている。このように人は、生活の中のさまざまな場面で、それぞれの役割を果たしている。しかしこれらの社会的役割は定まったものではなく、ライフサイクルの中で大きく変化する。病気や障害によって、果たしたくても果たせない役割が出てくることや、定年のように、ある時期その役割を意に反して手放さなければならないこともある。家庭や社会の中に居場所がない、社会的な役割を果たしたいのに果たせない、こういった苦悩が社会的領域での痛みである。役割遂行や役割期待の変化をどのように受け入れていくか、これは社会的 QOL

にとっての課題である。

　社会的つながりや役割を果たすことへの満足度や充足感は、ライフサイクルによって異なってくる。若いときには会社での職位や社会的地位などに価値をおいていた人が、定年を迎えた後に、人間関係やボランティアなど無償のかかわりに価値をおくようになることや、仕事上のつき合いで感じる喜びより家族とのつながりを大切に思うといった変化も見られる。したがって、社会的 QOL は、病気や障害だけでなく、歳を重ねながらライフサイクルの中でさまざまに変化するものである。

スピリチュアル QOL（スピリチュアルな領域における well-being）

　前章で述べたように、スピリチュアルな領域は、人間存在の根源に関わる領域である。人生の意味、生きる意味、あるいは苦しみの意味を見いだしていくこと、また関係性の中で自分の存在の意味を見いだし、どのような状況にあっても自らの存在を受け入れていくという課題に向き合う領域である。生きること死ぬことに向き合うとき、自分自身の人生や生きる意味を主観的にどう評価するかは、人の QOL の中心的部分となる。したがってこの領域における QOL 評価は、人が獲得した物質的側面や人生の表面的評価とその満足度が基準になるのではなく、生き方や価値観そのものが問われ、その中で見いだしたもの、あるいは見いだしていくプロセスでの充足感によってなされると考えられる。

　そしてこれら 4 領域は独立したものでなく、それぞれがダイナミックに関わりあっているものである。

4. QOL 尺度

　QOL のような漠然とした概念を明らかにするためには、それを測定する尺度を開発することによって構成概念を明らかにしていく方法が採られる。まず概念を捉える一連の観測変数から構成される尺度を作り、次に尺度の信頼性・妥当性を検証する。そして信頼性・妥当性の検証結果を基に、

より精度の高い尺度へ改訂していくという手順を踏む。測定する概念を捉える精度の高い尺度にするためには、このプロセスが繰り返されることになる。

実際の QOL 研究は、このような尺度開発から下位概念を明らかにしようとしてきた。これは先に述べたスピリチュアリティと同じ問題を生み出してきた。つまり、下位概念を明らかにするための尺度開発が、一方で QOL の理論的枠組みを議論する機会を妨げてきたのである。しかし QOL 尺度開発の変遷を辿ることで、これまで QOL 概念がどのように理解されてきたかという経緯が明らかになる。ここでは先ず QOL 概念の変遷を整理し、後にその理論的枠組について述べる。

QOL の尺度は、QOL 概念をどのように捉えるかによって、時代とともに大きく変化してきた。これは、QOL の理解というより、人をどのように理解するかという視点の変化によるものである。尺度の変遷は、QOL 研究の初期から現在に至るまで、3つの時期に分けられる（藤井, 1997）。

第1期（1980年まで）

QOL 研究における 1980 年までの第1期では、QOL 尺度は身体的領域を中心として開発されてきた。それは、身体的領域が唯一 QOL を測定するものであるという考えに基づいたものである。したがって QOL 尺度は、身体的側面を評価する項目がほとんどであった。また QOL 概念が注目され始めてからこの時期まで、QOL は客観的に評価される概念だと位置づけられていた。つまり QOL の評価者は、QOL を問題とする本人ではなく、治療を行う医師であった。その理由は、患者の QOL はその患者が受ける治療に依存しており、患者の症状は医師のみが正確に把握することができるという、医療における伝統的な考え方が支配的であったからである。

第1期の QOL 尺度の中で代表的なものは、Karnofsky Performance Status Scale (KPS)(Karnofsky 他, 1948) や Zubrod Performance Status (PS)(Zubrod 他, 1960) である。どちらも QOL を測定する主な指標は身体症状

であり、主観的側面や社会関係を評価するものはごく僅かであった。PSは身体機能と自律を0-4の5段階で医師が評価するものである。KPSは治療効果からQOLを測定するため、どれほど症状が改善されたかについて、主観的改善（Subjective improvement）、客観的改善（Objective improvement）、身体の一般状態（Performance status）を評価している。尺度は11ポイント（0%、10%……、100%）で身体活動能力のレベルを測定し、100%は健康な状態を示し、50%は日常活動に介助を要し治療を必要とする状態、10%は危篤、瀕死の状態、そして0%は死を示している。このような尺度は、体の変化には敏感であっても病気に対して患者が反応する心理社会的側面には鈍感であるといわざるを得ない（Schipper, 1984）。実際に患者の情緒的側面とこれらの尺度との間には相関が見られなかったのである（Osoba, 1991）。

第1期のQOL尺度の問題点は、身体的な状態や機能だけがQOLの指標であったため、病気や障害があれば常にQOLが低く評価されるという点、QOLを客観的指標とし、本人以外の第三者が評価するため、たとえ本人が主観的にQOLを高く評価したとしても、その評価はQOLに反映されることがないという点である。

第2期（1980年代から1990年代前半）

QOL研究の第2期である1980年代から1990年代前半は、ホスピス運動が盛んとなり、伝統的なメディカルモデルの限界から、病む人の心理社会的側面を重視したバイオサイコソーシャルモデル（Engel, 1977）が生まれた時期である。この時期は、患者を人として捉え、その心理社会的側面についての研究が進められた時期であり（Kübler-Ross, 1969, 1975; McCubbin & Patterson, 1983; Noyes & Clancy, 1977）、QOLの構成概念は大きく修正された。人は、たとえ身体機能が低下したとしても、心理社会的側面においてさまざまな経験をする存在であるため、病気という危機的状況への対処、周りの人との関係、社会的役割等がQOLの重要な側面として評価されるべきであるということが認識されるようになったのである。

第2期は、QOLが複数領域の下位概念で構成されることが認められ、

QOL の構成概念は WHO の定義にあるように、身体機能、心理的安定、社会関係を含む広い領域であると理解されるようになった。同時に QOL は、QOL を問題とするその本人が評価するものであるという、主観的概念としての QOL が認められるようになった。

この時期の QOL 研究は、特にがん患者の QOL に焦点が当てられ、その尺度もがん患者を対象としたものが多く開発された。この時期の代表的な尺度は、1980 年代に開発された Spitzer (1981) の The Quality of Life Index (QL-Index)、Schipper (1984) の The Functional Living Index (FLIC)、そして Ferrans (1985) の Quality of Life Cancer Version (QLI-CV) である。

QL-Index は、がん患者の活動、ADL、全般的健康、家族や友人からのサポート、人生観を 0-2 点で測定するものである。この尺度では、患者の QOL は死が近づくにつれ低下することになる。FLIC は、身体的良好さ、心理的状態、家族や周りとの関係、社会的能力、体性感覚についての 22 項目で構成され、7 件法で患者自身が答えるものである。QLI-CV は、身体的健康と機能、社会経済的側面、心理的スピリチュアルな側面、家族の 4 領域について 35 項目でたずねるものである。スピリチュアリティに関わる質問肢があることは、この時期の他の尺度と異なる点である。しかしスピリチュアリティは、あくまで心理的領域と同質のものであり独立した領域とは考えられていない。また QLI-CV の特徴は、これらの 35 項目について、どれだけ満足しているか（満足感）と、どれほど重要であるか（重要性）のふたつの評価をたずねている点である。

第 2 期の尺度は、人のもつ多様な側面を考慮し、QOL を主観的評価とした点で、QOL の本質を明らかにしていくうえで大きく貢献したと考えられる。しかしこの種の尺度には 3 つの問題点があった。ひとつは、死にゆく過程で、より重要さを増すと患者が報告している人間存在にかかわる領域（自己の存在に対する苦悩、人生の意味、病気の意味、人間としての成長、死を超越することなど）が含まれていないという点である。つまり、これらの尺度で得られた信頼性や妥当性は、回復可能なステージにあるがん患者の QOL を測定するのにはふさわしいといえても、終末期のがん患者や死にゆく人のそれを測定するには不適切なのである（Belcher 他, 1989）。

2つ目は、開発された尺度は身体的領域以外の項目を含んでいるとはいえ、病気に関わる身体状態や症状そのものをたずねる項目の割合が高く、QOLは複数領域から構成されるとしながらも、実質的には、身体的領域が重要な位置を占めていたという点である。

　3つ目は、第2期で開発されたQOL尺度は、生活領域の中で何に問題があるかに焦点が当てられ、QOLにプラスに貢献している側面を考慮していないという点である。つまりQOLを、「トータルな健康からマイナス面を差し引いた残りのもの」と捉えている点である。

　つまりこれらのQOL尺度には、患者のQOLは死にゆくプロセスで徐々に低下して、人間の最期である死の段階で、最終的にゼロになるという理解がその背後にある。これはメディカルモデルにおいては極めて合理的な見方であり、この時期の尺度は、まだその色合いが強い。Dr. Schipperとの個人的なディスカッション（1994）においても、FLICは、QOLが人の死によってゼロになることを前提としていることが主張された。人間の身体機能にのみ焦点を当てるなら、患者が死んだ時点ですべての機能はゼロとなり、QOLもゼロとなることは理解できる。しかし、人をホリスティックな視点から見るならば、その人のQOLは必ずしも死にゆく過程で低下するとは限らない。その人の情緒的、精神的側面や、スピリチュアルな側面が強調されるなら、QOLは死とともに低下するより、むしろ死にゆくプロセスでより満たされていく、ということも考えられる。なぜなら死は人間の成長の最後の機会であり、死に至る過程で自分の人生を振り返り、人生の意味を見いだし、人に感謝し、また死後の希望をもち、安らかに死を迎える人がいることを、多くの臨床家が経験しているからである。したがってQOLの構成概念を明らかにしていくうえで、死にゆく人の内面を重視することは不可欠である。「生きている」という感覚は、必ずしも身体の状況からだけ生まれてくるのではなく、身体を超えた全人としての感覚からも生まれてくるのである。

　第2期のQOL尺度は、身体的領域の項目が多く、メディカルモデルの色合いが強いことは先に述べたとおりである。それだけでなく、患者が評価者であるという前提があるにもかかわらず、その質問項目には主観的評

価より客観的評価に近いものがみられる。例えば、身体機能をたずねる項目やサポートの数などである。身体機能を身体的QOLの決定要因とするなら、身体に機能不全をもつ障害者はそうでない人よりそのQOLは低いことになる。また社会関係におけるネットワークの数（量）が社会的QOLの決定要因であるなら、いわゆる世俗から離れ修道会に属していたり、小さなコミュニティで社会的弱者のために働く人たちのQOLは、そうでない人より低いということになってしまう。このように第2期の尺度はQOLの本質的性質を捉えきれていないものが見られる。

　第2期には、これまでの健康関連QOLだけでなく、包括的QOL尺度の開発も行われた。代表的なものは、Euro QOL（EQ-5D）（Euro QOL Group, 1990）やSF-36（Ware & Sherbourne, 1992）であり、どちらも身体的、精神的、社会的側面を捉えたものである。現在も医療現場で用いられる頻度の高いSF-36は、身体的健康度と精神的健康度からQOLを捉えようとするものである。身体的健康度の下位概念として「身体機能」「日常役割機能（身体）」「体の痛み」「全体的健康観」を、また精神的健康度の下位概念として、「心の健康」「日常役割機能（精神）」「社会生活機能」「活力」を備えた尺度である。このように、評価の対象は、身体、精神、社会機能であり、人生の意味や人間存在そのものに対する評価は含まれていない。

第3期（1990年代後半以降）

　1990年代後半以降の第3期では、人を全人的に捉えたQOLの構成概念やその尺度開発が盛んになった。特に医療現場で問題とされたのが、どのような治療をしたとしても死を迎える、末期患者のQOLであった。末期患者のQOLを考える際、避けて通れないのが死の問題である。いつか必ず迎える死は、患者自身にとってもまた家族にとっても大きな危機となる。QOLの本質である「いかによく生きるか」に焦点を当てたとき、死をどのように受け止め最期を締めくくるかは重要な問題となる。そして、死を含めた人間存在そのものに注目することでその重要性が明らかになってきたのが、スピリチュアル領域である。Larson（1996）は、この時期から世界保健機関の健康の定義を批判し、健康の定義にはスピリチュアリティ

が加えられるべきであると主張していた。

　第3期のQOL尺度は、人間の根源的領域として、スピリチュアル領域（spirituality）や実存的領域（existentiality）が、身体的、心理的、社会的領域とは別に独立した第4の領域として構成されている。第4領域を加える根拠は次のようなものである。人間存在そのものについての問題や苦しみは、人が病気になったり死に直面するというような危機的状況によって、その重要性を増すこと。スピリチュアル領域は、身体的、心理的、社会的限界とそれに伴う危機を乗り越えるのを助ける唯一の領域となりうること。そして、これまでのQOL研究者がもっている、患者のQOLは死に近づくにつれて低下するという前提は、科学的に証明されていないという3点である（Cohen, 1995）。したがってこの時期の尺度には、極めて主観的な項目、たとえば「自分の存在に意味があると思う」というような、第三者が答えることのできない項目が含まれている。つまり、一人称の領域である実存的領域やスピリチュアルな領域は、治療・投薬・カウンセリングのような具体的支援でその痛みは解決できないこと、また逆にこの領域が、どうすることもできない苦しい状況にあって、なおその危機を乗り越えることを可能にするという理解が根拠となっている。この領域は、人が苦しみにどのように向き合うのか、どう理解するのか、その苦しみにどんな態度を取るのかという、個人の価値観を含むものだと考えられる。

　第3期に開発された代表的なQOL尺度として、Hospice Quality of Life Index（HQLI）（McMillan & Mahon, 1994）、McGill Quality of Life Questionnaire（MQOL）（Cohen 他, 1995）、The Palliative care Outcome Scale（POS）（Hearn & Higginson, 1999）、Problems and Needs in Palliative Care questionnaire（PNPC）（Osse 他, 2004）、Problems and Needs in Palliative Care questionnaire-short version（PNPC-sv）（Osse 他, 2007）をあげることができる。これらはすべて、人間の実存的領域やスピリチュアル領域を尺度の中に含めてQOLを評価しようとしたものである。

　HQLIは、終末期にあるホスピス患者を対象に開発されたものであり、心理的領域、機能的領域、社会的／スピリチュアル領域を25項目で評価するものである。スピリチュアル領域についての質問項目は、「あなたの

人生にどれほど意味がありますか（How meaningful is your life?）」「神（どのような対象であってもあなたがそう思うもの）との関係はどのぐらい満たされていると感じますか」（How satisfied are you with your relationship with God〈however you define that relationship〉?）」「ヘルスケアチームから得られるスピリチュアルなサポートにどれぐらい満足していますか（How satisfied are you with the spiritual support you get from your health care team?）」という項目で構成されている。

　MQOL は、QOL の下位概念である身体的、心理的、社会的（サポート）、実存的領域の4領域の16項目について0-10の11件法で回答しQOL を測定するものである。Cohen は、スピリチュアリティという概念を使わず実存性（実存的領域：existentiality）を下位概念としているが、その内容はスピリチュアリティと一致するものと考えられる。また16項目とは別に、全体的 QOL について主観的評価をたずねる質問項目が1項目加えられている。すべての質問は、過去2日間を振り返っての患者自身の評価をたずねるものである。実存的領域についての質問は、「私の人生にはまったく意味がなく何の目的もない／目的と意味で満たされている（my life has been utterly meaningless and without purpose/very purposed and meaningful）」「これまでの人生を振り返って考えると、私は人生の目的を達成することについて、全くできていないと感じる／目的達成に向かっていると感じる（When I thought about my whole life, I felt that in achieving life goals I have made no progress whatsoever/progressed to complete fulfillment）」「私の人生を考えると、これまでの人生にはまったく価値がなかったと感じる／とても価値があったと感じる（When I thought about my life, I felt that my life to this point has been completely worthless/very worthwhile）」といった項目が含まれている。

　MQOL の特徴は、他の尺度には見られない全体的 QOL の主観的評価の項目（単一項目）が含まれていることである。つまり、他の尺度は、それぞれの領域における QOL を捉え、それが全体の QOL を表すという前提で組み立てられているのに対し、MQOL は、患者の全体的 QOL を主観的に評価する項目を置くことで、各領域が全体的 QOL にどのような影響を

与えているかを検証することが可能な尺度である。

　イギリスで開発されたPOSは、重症患者のケアのアウトカムをたずねる尺度として11言語で開発され、現在もPos Development Teamによってその改訂が続けられている。POSは、患者の身体的、心理的、スピリチュアルな状態を含むQOL尺度であり、重篤な患者の状態を考慮した10項目の簡易なもので、0-4の5件法で回答が求められる。スピリチュアルな側面については、「この3日間、あなたは人生を生きるに値するものだと感じましたか（Over past three days, did you feel life was worth living?）」という項目で測定されている。

　がん患者の緩和ケアにおける患者のニーズ評価のために開発されたPNPCは、QOLの下位概念を、ADL（Activities of daily living and Instrumental activities of daily living）、役割活動（Role Activities）、経済的問題（Financial and Administrative Issues）、社会的問題（Social Issues）、心理的問題（Psychological Issues）、スピリチュアルな問題（Spiritual Issues）、自律性（Autonomy）、情報獲得のニーズ（Informational Needs）、ケアの質（Quality of Care）を評価する合計138項目で構成されている。項目数の多さは、重症の患者に回答を求めるうえで倫理的問題が生じる可能性があるため、Osseら（2007）は、より簡便な33項目で構成されるPNPCの短縮版PNPC-svを開発した。QOLの下位概念は、身体的、心理的、社会的、スピリチュアル領域に加え、ADL、自律、経済的問題、情報のニーズで構成されている。またスピリチュアリティの項目は、各項目についてそれがどれほど困難であるかをたずねる3項目である。「自分自身を役立たせることができる（Difficulties to be engaged usefully）」「他者のために何かする準備がある（Difficulties to be available to others）」「死ぬことの意味を考えること（Difficulties concerning the meaning of death）」「病気を受け入れること（Difficulties in accepting the disease）」——これらについてそれがどれほど困難であるかを3件法で測定している。

尺度の信頼性と妥当性

　尺度開発のプロセスで最も重要なのはその尺度の信頼性と妥当性を検証することであるが、その検証方法によって信頼性・妥当性の程度は異なる。QOL尺度開発においても、その妥当性は第1期から第3期になるに従い、厳密さのレベルは高くなっている。逆にいえば、初期に開発された尺度ほど信頼性・妥当性の検証には問題があったといえる。以下に代表的尺度の信頼性と妥当性について整理しておきたい。

信頼性

　尺度の信頼性とは、ある概念を測定するのに、そのものさしがどれだけ正確にその概念を測っているかという正確さと、同一の対象者に何回測っても同じ結果が出るという安定性のことである (Kerlinger, 1986)。信頼性の評価は、内的整合性、再テスト法、異なる評価者間の相関をテストする方法によって得られる。信頼性の評価はその尺度の性質によって適切な方法が選ばれるべきである。

　QOLは治療の過程や死のプロセスで絶えず変化する性質をもっている。したがって、ある一定期間を経過した後の結果をその前の結果と比べて得られる再テスト法での信頼性テストには意味がない。またQOLは主観的概念であり、評価者は患者本人でなければならないため、別々の医療スタッフ間（たとえば医師と看護師）や患者本人と医師が測定した結果の相関から導かれる信頼性テストにも意味がない。

　KPS等に代表される医師のために開発されたQOLの尺度は、医療スタッフ間の評価の相関から信頼性をテストしているが、これは「医療者の見る患者のQOL」についての信頼性であり、真に患者のQOLの測定をしているかという点において（つまり尺度の信頼性以前に妥当性において）問題がある。MolzahnとNorthcott (1997) は、医療者間が評価するQOLの相関が低いことを検証し、客観的評価が必ずしも一致しないことを明らかにしている。患者と医療者間の評価の相関による信頼性テストについても同様である。PearlmanとUhlmann (1988) はQOLの同じ尺度を用い、医師

の評価と患者自身の評価の相関が非常に弱い（r=.15 〜 .31）ことを報告している。つまり、医師が評価する患者の QOL とその患者自身が評価する QOL には、かなりの違いがあるということである。医師のために作られた尺度が、患者自身の評価として使われている QL-Index や FLIC は、評価者間の相関によって信頼性テストを行うことになるが、先に述べたように、患者と医師の評価の相関は、「患者の QOL」を測定する尺度としての信頼性を示すものにはならない。したがってこれらの尺度についてもその信頼性は証明されていないと言わざるを得ない。

　内的整合性は、ある特性をもった尺度において、その項目が同じ性質をもつものであるか、その一貫性と正確さをテストするものである。第 2 期、第 3 期の尺度は内的整合性の検証を行っているものが多い。QLI-CV 尺度の内的整合性を示すクロンバック α 係数は尺度全体で .95 と非常に高い。しかし、サブスケールである家族の領域では .65 となっており、この領域については何らかの改善の余地が必要である。死にゆく人の特殊な側面に焦点を当てて開発された MQOL と HQLI は、内的整合性によって信頼性を評価している。内的整合性を示す α 係数は、MQOL が尺度全体で .75、HQOL は尺度全体で .88 と信頼性は支持されると考えられる。一方 POS は .65 であり、PNCP-sv は身体症状、社会的問題、経済的問題の 3 領域の信頼性係数 α が .61-.69 であり、尺度項目について検討の余地があると考えられる。

妥当性

　尺度の妥当性とは、その尺度が真に測りたい概念を捉え、それを測定しているかである（Kerlinger, 1986）。妥当性は直接評価することはできないが、内容的妥当性、基準関連妥当性、概念的妥当性をテストすることによってその尺度の妥当性を評価することができる。

　内容的妥当性は、尺度を構成する項目が、測定しようとする概念の一部であることを示すことによって証明される。これまで述べてきた尺度のほとんどは、オンコロジー領域の医師、看護師、ソーシャルワーカーによって内容的妥当性が支持されている。しかし、内容的妥当性は専門家の判断

によるところが大きく、尺度が真にその概念を測定しているか確証づけるには限界がある。基準関連妥当性は、ひとつの尺度と、同じ概念を測定する別の尺度との相関によって検討される妥当性である。QLI-CV はその外的基準に Assessment of Life Satisfaction を選び、基準関連妥当性を検証している。しかし、尺度の妥当性の検証として最も強力なものは、概念的妥当性である。これは、他の妥当性の検証方法とは異なり、尺度を構成する概念は直接理論から導き出される。そして、その概念を構成する観察可能な項目によって作られた尺度を実際に対象者に用いて、その結果から科学的に妥当性を検証するものである (Kerlinger, 1986)。第3期に開発された QOL 尺度はそのほとんどが構成概念妥当性を検証したものである。なかでも MQOL は複数のサンプルによって構成概念妥当性と基準関連妥当性が検証された尺度である。第3期に開発されたがん患者の QOL を測定する尺度の中で、構成概念、尺度の信頼性・妥当性、また項目数の負担が少なく患者の使いやすさにおいて最も優れたものは MQOL であろう。実際、MQOL は、QOL 研究において、最も多くの国で、多様なサンプルを対象としてその信頼性・妥当性が検証されている尺度である。

　QOL 尺度の開発は、人間をどのように捉えるかという価値観を反映してきたと考えられる。第1期に開発された尺度は身体的側面を客観的に評価した「身体中心尺度（Physically-Oriented Measure）」であり、第2期の尺度は複数の側面から人間を捉える「複数領域尺度（Multi-Dimensional Measure）」であり、第3期は人間の実存に焦点を当てた「意味ベース尺度（Meaning-Based Measure）」といえる。

　表4-2は、ここで述べた代表的ながん患者の QOL 尺度の特徴を要約したものである。

QOL とスピリチュアリティの関係

　スピリチュアリティが QOL の重要な下位概念のひとつであると認識されるにつれ、重い病気やがん末期の患者のスピリチュアリティ

第4章 QOL

表4-2 がん患者のQOL尺度：代表的な尺度の特徴

	KPS Karnofsky 1949	Zubrod Zubrod 1960	QL-Index Spitzer 1981	FLIC Schipper 1984	QLI-CV Ferrans 1990	HQLI McMillan Mahon 1994	MQOL Cohen 1995	POS POS Group 1999-2013	PNPC-sv Osse 2007
評価の主体									
患者			✓	✓	✓	✓	✓	✓	✓
医師	✓	✓							
下位概念									
身体的	✓	✓	✓	✓	✓	✓	✓	✓	✓
心理的			✓	✓	✓	✓	✓	✓	✓
社会的			✓	✓	✓	✓	✓	✓	✓
スピリチュアル					(✓)	✓	実存existential	✓	
その他					家族				ADL, 自律, 経済, 情報
信頼性									
内的斉合性					✓		✓	✓	✓
再テスト	✓	✓							
評価者間	✓	✓	✓	✓					
妥当性	内容的	内容的	内容的 構成概念	内容的 構成概念	内容的 基準関連	内容的	基準関連 構成概念	内容的 基準関連 構成概念	構成概念

(spirituality) や実存性 (existentiality) が QOL に与える影響について関心がもたれるようになった。その結果、スピリチュアリティと QOL の関係性を探る研究は、QOL 尺度研究の第3期である 1990 年後半から積極的に進められるようになった。Brady ら (1999) はスピリチュアリティが QOL にどのような影響を与えているかについて、1,300 人の民族多様なサンプルを対象に、スピリチュアリティを測定する FACIT-sp と QOL を測定する FACT-G を用いて、スピリチュアリティが QOL に有意な正の影響を与えることを明らかにした。またスピリチュアリティが、身体的、情緒的、社会的良好さが捉える性質とは異なる特性をもっていることも明らかとなった。さらに、スピリチュアルに良好である患者ほど、つらい症状の中にあってもなお人生を楽しむ力をもっていることに注目し、QOL 概念はバイオサイコソーシャル・スピリチュアルモデルに移行していくべきであると主張した。その後 QOL の下位概念にスピリチュアリティを加えた尺度の信頼性・妥当性の研究が進むにつれ、研究の流れは、全体的 QOL にスピリチュアリティや実存領域がどのような影響を与えているのかを探る研究に移行している。その代表的なものは、Cohen ら (1996a; 1996b) の研究である。Cohen ら (1996a) は、MQOL を用いて、QOL と実存的領域の関係について継続的な研究を行ってきた。がん患者 254 人をサンプルとした調査では、重回帰分析の結果、実存的領域が全体的 QOL に与える影響は、身体的症状、身体的、心理的、サポート領域のどれよりも有意に大きかったことを明らかにしている。また、HIV/AIDS 患者に対しても、同様に、症状の重い患者にとって、実存的領域が全体的 QOL に最も大きな影響を与えていたことを明らかにしている (Cohen 他, 1996b)。また MQOL は、ALS のような神経難病患者の QOL 評価や、在宅ホスピスケアにおける QOL 評価にも用いられている。さらにイギリス (Pratheepawanit, 1999) をはじめとするヨーロッパ諸国だけでなく、香港 (Lo 他, 2001)、台湾 (Hu 他, 2003)、韓国 (Kim 他, 2007)、イスラエル (Bentur & Resnizky 2005)、イラン (Shahidi 他, 2008)、そして日本 (Tsujikawa 他, 2009) を含め、アジアの国々でも交差文化妥当性、信頼性が検証されている。

これまでの議論から、重い病にある人が、生きる意味や価値をどこに見いだすのか、また自身の人生をどう生きるのかといったスピリチュアリティや実存的領域は、いかに生きるかというQOL（人生の質）に一人称の問いかけとして迫ってくるものだといえる。スピリチュアリティがQOL概念の重要な部分として全体的QOLに大きな影響を与えることは、Franklがいうところの「意味への意志」が、国や民族を超えて人間であるが故にもつ普遍的なものであることを示している。

　最後に、構成概念研究におけるQOLとスピリチュアリティの関係について述べておきたい。スピリチュアリティがQOLの構成概念として重要な位置を獲得してきた一方で、スピリチュアリティそのものの構成概念についての研究は、QOLの尺度研究とは別個に行われてきた。そのため、QOL尺度の下位概念としてのスピリチュアリティの観測変数についてはいまだ研究の余地は大きい。しかしながらQOLの尺度研究の中にスピリチュアリティ構成概念を加えて、全体的QOLを評価するための尺度を開発していくことは現実的に容易ではない。
　その理由のひとつは、尺度そのものに関する問題である。スピリチュアリティの下位概念が曖昧であり、またスピリチュアリティ尺度自体の議論が十分でないことから、スピリチュアリティを構成すると考えられる下位概念の変数をQOL尺度に入れることへの抵抗感である。これは、おそらくスピリチュアリティの指標を理論的に導き出すことの困難性にも関係しているだろう。
　もうひとつは、尺度開発における対象者の問題である。スピリチュアリティを下位概念とするQOL尺度の検証の際には、スピリチュアルペインが顕在化するような――生きる意味を求めて苦しむ状況にある――対象者をサンプルとしなければならない。そのような対象者が、膨大な内容を含むQOL尺度に答えることが可能であるか、また倫理的に許されるかという問題が生じる。調査の倫理的側面として、がん患者のQOL研究においては、質問項目を最小限にして回答可能な範囲にとどめることが求められる。現在のQOL尺度の開発がスピリチュアリティの下位概念の検討を

含めた形で進められないのは、このような背景からである。

　QOLが主観的概念であるとするならば、下位概念を表す観測変数が評価者の主観を捉えるに適したものであるかが検討されなければならない。QOL尺度においては文献研究や臨床観察から膨大な項目がプールされ、相当数の尺度項目があげられることが多い。しかしながら、そのような尺度項目は、たとえ概念を捉えていたとしても、実際にはサンプル数の確保や回答誤差等の問題を抱えることになる。したがって尺度開発においては、適切な項目数に減じる試みが行われることが繰り返されている。理論的根拠に基づいて厳密に選択された少数項目を増やしていくという試みも検討されるべきである。

　保健医療領域におけるQOL概念（Health-Related QOL）は、人をどのように理解するかによってその構成概念を変化させてきた。心身二元論と要素還元主義を背景とした科学革命以来、医療は、治癒を目的とするメディカルモデルを根拠として発展した。その結果、全人であった人は分断され、そこに苦しみが生まれたのである。そもそも古来からBody-Mind-Spiritと言われるように、人は心と身体とたましいが統合された存在であった。科学の発展により一度要素に分解された人間は、その反省から生まれたQOLという新しい概念によって、再び心と身体とたましいをもつ全人へと回帰してきたのである。

第5章
QOLの理論モデルの構築とその検証

1. QOLの理論モデルの構築

概念モデルの必要性

　QOLはその本質が捉えにくいものであるため、保健医療関連領域でのQOL研究は、尺度開発によって妥当性ある構成概念を導き出し、そこからQOLの本質に迫ろうとするものであった。その研究のために費やされたエネルギーは相当なものであったが、その結果、QOLの理論的枠組みについての議論は後回しとなった。つまり、QOLがどのような下位概念によって構成されるかという議論が盛んになされる一方、下位概念間の関係性や、全体的QOLと下位概念との関係性の検討はされてこなかった。QOL研究が始まって以来、研究者のほとんどはQOL理論を構築することに多くの注意を払ってこなかったのである（Carley, 1981; Keith, 2000）。しかしQOLの本質を議論するためには理論的枠組を構築することが必須であり、それなくしてはQOL研究自体が重大な問題を抱えることになる。なぜなら、理論的枠組なしにはQOL指標の根拠を提示することができないからである（Sirgy, 1986）。また尺度開発において、構成概念の信頼性や妥当性について検証することはできるとしても、理論的枠組みがなければ、その構成概念間の関係性や、どの概念がどの概念に影響を与えているのかという関係性を検証することはできない。社会指標研究やQOL研究において先頭を切ってきた研究者であるCarley（1981）もまた、社会科学者はQOLの指標を導き出すことのできる理論を構築することが必要で

あると主張している。さらに実践においても理論的モデルの構築は求められるところである。なぜなら下位概念の関係性が明らかになることで、QOLを問題とする患者のニーズをより正確に把握することが可能となり、ケアの対象や評価の対象が明確になるからである。そして、そのことがよりよいケアや関わりに結びつくことはいうまでもない。

　これまでのQOL研究では、身体的、心理的、社会的、スピリチュアル（実存的）領域の4つを妥当性のある下位概念としてきた経緯がある。そして、この4領域は並列に捉えられ、全体的QOLとの関係を検討する研究においては、各領域が独立してもっている影響力が分析されてきた。しかし全人としての人は、独立した4領域をもって生きているのではない。身体的、心理的、社会的、スピリチュアルな領域は、互いに影響し合って全体的QOLに影響を及ぼすと考える方が妥当である。WHOの健康の定義改正案で示されたように、この4つの領域はダイナミックに関わりあっているのである。

　本章では、QOLとこれらの下位概念の関係性を表す理論的枠組みを導き出し、がん患者を対象としてその妥当性を検証する。

援用する理論の検討

　QOLの理論的モデルを導き出すためには、まずQOLに援用可能な理論を吟味する必要がある。筆者はその可能性をMaslowの欲求階層論とAlderferのERG理論に求める。

Maslowの欲求階層論

　Maslowの理論を援用する根拠は以下の2つである。

　ひとつは、Maslowの欲求階層論が、人の欲求（ニーズ）や欲求満足度あるいは動機を理解するために構築された理論だからである。先に述べたように、QOLは、それを構成する各領域におけるニーズがどれほど満たされているかという主観的評価である。QOLの理論的モデルもMaslowの理論も、ニーズがどの程度満たされるかを問題とする。つまり欲求満足度という点で一致している。したがって欲求階層論は、各領域のQOLがど

れほど満たされるかを説明する理論的枠組を構築するために援用できると考える。Maslow の理論については、僅かであるが、ニーズとの関係性を検証したものがある。成人 37 人をサンプルとした Graham と Balloun (1973) の研究と、275 人の学生をサンプルとした Kalliopuska (1993) の研究では、それぞれ、各段階の欲求満足度とその欲求を満たそうとする意志の関係性を検証している。いずれの研究も、欲求階層間に負の相関が認められたことから、Maslow の欲求階層論が示すように、ある欲求が満たされるほどその欲求への希求が減じると結論付けている。

　もう一つの理由は、Maslow の議論の中にスピリチュアリティの原型を見ることができるからである。Maslow の欲求階層は、生理的欲求、安心安全欲求、所属と愛の欲求、承認欲求という 4 番目までの欲求を欠乏欲求とし、最も高次な欲求である成長欲求（自己実現欲求）とは本質的に異なるとしている。Maslow は、自己実現とは、なりたい自分になるものではなく、むしろ自我を超越するものであるという。そして、自己実現している人は B 価値（存在価値）に究極的な意味を見いだすことができると主張する。この段階は、まさにスピリチュアルな志向性に一致する。死を人生の最後の仕事と捉えるのであれば、どのように最期を迎えるかは、まさに自己実現の一つの形といえよう。自己実現欲求が快の獲得ではなく、B 価値に意味を見いだすことで満たされるのであれば、それは、まさに死にゆく人のスピリチュアルな課題に一致する。人は、死を前にして、生理的欲求も、社会関係も、他者からの承認も意味をなさない。最も重要なのは、自分自身の人生を了解し、自分自身の存在を何らかとの関係の中に委ね手放していくことである。これは、死生学の基礎を築いた Kübler-Ross (2000) の「明け渡し」の概念と重なる。Kübler-Ross は、自身がその晩年、脳梗塞によって身動きできなくなったとき、人生最後のレッスンの 1 つとして、自分自身を「明け渡す」ことをあげている。できる自分からできない自分へ――しかしそれは、惨めな自分になることではない。獲得することを手放し、自らの存在そのものを何らかとの関係の中に委ねていくとき、Maslow のいうように、人間はもって生まれた生物的条件を担いながらもなお、能動的主体者として生きることができるのである。

このようにQOLの主観的満足度とスピリチュアルな領域を示唆するMaslowの欲求階層論を、QOLの理論構築に援用することには妥当性があると考える。しかしながら、これをQOL理論モデルに援用する際、一つ注意しなければならない点がある。それは、人間の欲求と重要性の関係である。人の欲求（ニーズ）は、その度合いが強いほどそれを満たそうとする動機は高まる。しかし、その欲求の度合いは、それをどのぐらい重要と評価するか（何を意味あるものと評価するか）によって異なる。つまり「意味」を重視したとき、その欲求の重要性が変化するということである。がん患者にとっても欲求の重要性は、病気の進行に伴って変化することが考えられる。健康なときには各段階で重要と評価し獲得してきたものが、死にゆくとき同じ重要性をもつとは限らない。なぜなら、死はある意味、獲得してきたものを手放すプロセスであり、そのとき人は自分自身にとって真に必要なものに気付くからである。それは物質的なものではなく、自分の人生に「意味」を与えるものであり、そのための「関係性」であることは、既に述べたとおりである。図5-1は、Maslowのモデルを基に、病気の進行によって人の欲求の重要性が変化することを示したものである。たとえば、がん患者が積極的治療によって治癒が見込める段階（Stage1, Stage2）

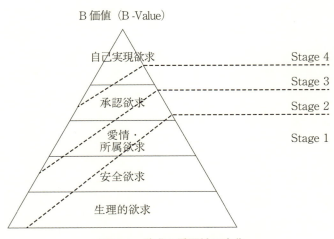

図5-1　欲求の重要性の変化

では、人は身体の回復を望み、それをサポートしてくれる人や、社会復帰して周りから認められること（他者承認）に意味を置く。しかしがんが進行し、その治癒がみこめなくなってくると（Stage3）、その欲求は身体的な回復より、愛する人や重要な他者との関係性や、自分が自分らしくありたいという自己承認（自己尊重）の欲求が高まる。そして死に向き合う段階（Stage4）に近づくにつれ、人生や自己存在の意味、死後についての関心、平安を保つこと等のスピリチュアルな欲求（スピリチュアルニーズ）へとその重みが変化していく。つまり、生きることの究極的場面では、その重要性の変化のため、低次欲求を満たすことより高次欲求（存在価値）への希求が優越するともいえる。

Alderfer の ERG 理論

QOL の理論的枠組のために援用するもう一つの理論である Alderfer の ERG 理論は、Maslow の欲求階層論をより単純化して、人間の欲求と動機を説明したものである。

ERG 理論は人間の欲求を存在欲求（Existence）、関係欲求（Relatedness）、成長欲求（Growth）の３分類で説明し、Maslow と同様、欲求は低次の欲求から高次の欲求へと段階的に充足されていくと仮定している。しかし ERG 理論は、欲求が常に高次欲求に向かうのでなく、低次欲求が満たされない事態が生じると、高次欲求から低次欲求への可逆的希求が起こると考える。

ERG 理論の存在欲求（E）は、Maslow の生理的欲求と安全安心欲求（そのうちの物理的・物質的な安全欲求）に該当する。存在欲求（E）は、生物的側面における欲求であるため、Maslow の安心・安全欲求のうち物理的・物質的安全のみを含み、家族や社会生活における安全については、関係欲求（R）に含まれる。関係欲求（R）は人間関係への欲求であり、Maslow の安心安全欲求のうち対人関係上の安心安全欲求と、承認欲求のうち他者からの承認（他者承認）に対する欲求に該当する。そして成長欲求（G）は、Maslow の承認欲求のうち自分自身からの承認（自己承認）と、自己実現欲求に該当する。関係欲求（R）と成長欲求（G）において、Maslow の欲求階

層を分離したのは、Rowan (1998) と Alderfer (1968) の主張がその根拠である。Rowan (1998) は、ERG 理論における「関係欲求」と「成長欲求」の間には大きなギャップがあり、また Maslow の欲求階層論における「他者からの承認」と「自己からの承認」との間にもまた大きなギャップがあると主張する。自己存在そのものに対するニーズは、根本的に他のニーズとは異なっている。なぜならそのニーズは、相互の関係によって満たされるものではないからである (Alderfer, 1968, p. 147)。Alderfer は、彼の3欲求モデルは、Maslow の5階層モデルよりも人間の欲求を明確に捉えるものであると主張する。

図 5-2 は、Maslow の欲求階層論と Alderfer の ERG 理論を対照させたものである。がん患者の欲求は、病状によって低次と高次を行き来することや、理論モデルはより明確で単純であるべきとの原則から、QOL の理論モデルは、ERG 理論の欲求カテゴリーを採用するのが妥当であると考える。

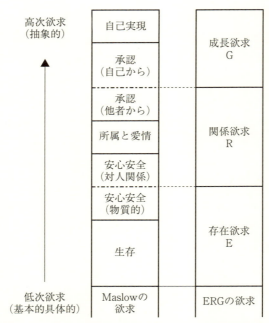

図 5-2　Maslow の欲求階層論と Alderfer の ERG 理論

第 5 章　QOL の理論モデルの構築とその検証

QOL の理論モデル

　QOL の理論モデル構築のため、その前提について議論する。まず QOL を、「人生のあらゆる側面における欲求満足に対して人がもつ主観的感覚」と定義する。また、Maslow の欲求階層論と Alderfer の ERG 理論に基づき、QOL と欲求（ニーズ）の関係について、「QOL は欲求（ニーズ）がどの程度満たされたかによって決定される」と定義する。

　これらの定義から導き出されたがん患者の QOL の理論モデルは以下の 5 点をその前提とする。

（1）がん患者の QOL は 4 つの領域 ── 身体的、心理的、社会的、スピリチュアル／実存的領域 ── から構成される。

（2）がん患者の QOL は、「がん患者が人生のあらゆる側面における欲求満足に対してもつ主観的感覚」とし、それぞれの領域における QOL は、「各領域でどの程度がん患者の欲求（ニーズ）が満たされたか」によって決定される。
　したがって QOL を構成する 4 領域の QOL を以下のように定義する。
①身体的 QOL ＝身体的領域におけるニーズ満足度：痛みのコントロールや緩和という身体的ニーズがどの程度満たされているかという主観的感覚。
②心理的 QOL ＝心理的領域におけるニーズ満足度：不安や悲しみの解消といった心理的ニーズがどの程度満たされているかという主観的感覚。
③社会的 QOL ＝社会的領域におけるニーズ満足度：社会的関係やサポートといった社会的ニーズがどの程度満たされているかという主観的感覚。
④スピリチュアル／実存的 QOL ＝スピリチュアル／実存的領域におけるニーズ満足度："人生の意味" で表わされるスピリチュア

ル/実存的ニーズがどの程度満たされているかという主観的感覚。

(3) QOLの4下位領域は、具体的領域から抽象的領域への階層をもち、がん患者のニーズも同様に、具体的ニーズからより抽象的、高次なニーズまである。具体的ニーズの満足度が大きいほど、高次ニーズが希求され、その満足度は大きくなる。

(4) 全体的QOLは、下位領域の満足度の機能の結果として現れる。つまり、各領域のニーズに対する満足度が高いほど、がん患者の全体的QOLは高い。

(5) 全体的QOLに対して直接的影響を与えるのは、最も高次なニーズであるスピリチュアル/実存的領域である。

基本モデル

先に述べたように、がん患者のQOLの理論モデルを、AlderferのERG理論の「存在」(E)、「関係」(R)、「成長」(G) の3つのニーズカテゴリーに基づいて構築する。前提3、4、5から、このE、R、Gの3領域と全体的QOLの関係は図5-3のようになる。つまり、存在欲求が満たされることで、関係欲求が生じ、それが満たされることで成長欲求が生じ、それがどれほど満たされているかの程度が、全体的QOLに影響を与える。そして、自己存在そのものを問題とする成長欲求は、他領域を媒介とせず全体的QOLに直接影響を与える。概念間の矢印はニーズの方向性を示したものであり、1領域のニーズが完全に満たされることを前提としていない。

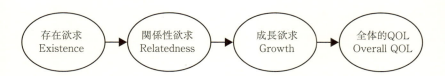

図5-3 基本モデル

仮説モデル（基本形）

ERG理論をQOLの下位概念に合わせて改変した仮説モデル（基本形）が、図5-4である。

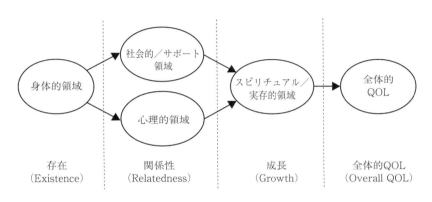

図 5-4　仮説モデル（基本形）

ここでは、QOLの下位概念である身体的領域はERG理論の生存欲求（Existence Need）であり、心理的・社会的／サポート領域は、ERG理論の関係性欲求（Relatedness Need）であり、スピリチュアル／実存的領域は、ERG理論での成長欲求（Growth Need）に当てはまる。このモデルに従うと、各領域の関係性は以下のようになる。

身体的領域は基本的領域である。Maslow（1954）とAlderfer（1969）が主張するように、身体的領域は人が身体の状態を維持していくための欲求を意味している。この身体的領域は、人の生存そのものに関わるものであるため、まず、人はこの基本的欲求を満たそうとする。Saunders（1977）もまた、がんの疼痛は大変厳しいため、がん患者は身体的な痛みが緩和されない限り身体的ニーズ以外のニーズを表出することはできないと主張している。したがって身体的ニーズが満たされたと感じるほど次の領域に対するニーズが希求されることになる。身体的領域から心理的領域と社会的領

域へ向かう矢印はその関係を示している。

　心理的領域と社会的領域は、いずれも ERG 理論における関係性（R）の範疇に分類される。Alderfer は、受容、理解、あるいは保証といったものが、関係性を構築していくための重要な要素であるという。そして関係性の満足を妨げるものとして、つながりのない感覚や、つながりの欠落をあげている。心理的領域で説明される悲しみ、不安、怒りといった、否定的感情も、また社会的領域で説明されるサポートされている感覚や、ケアされているといった肯定的感情も、関係性の領域にあるニーズとして説明できる。このように、心理的、社会的領域は ERG 理論でいう関係性のニーズと同じ意味をもつと考えられる。

　スピリチュアル／実存的領域は、心理社会的ニーズが満たされることで表出すると考えられる。心理社会的領域からスピリチュアル／実存的領域の矢印はこの関係性を示すものである。スピリチュアル／実存的領域は、最も抽象的な領域であり、ERG 理論における成長欲求と同等のものと考えられる。この領域は終末期のがん患者にとって最も重要である。なぜなら人はこの成長欲求が満たされることで、人間としての全体性や全人性の感覚をより強く経験することができるからである（Alderfer, 1969）。またスピリチュアル／実存的領域が直接的に全体的 QOL に影響を与えているのは、この領域が他の 3 つの領域のもつ限界を超えるという特性を示している（Cohen 他, 1996a）。

　これまで述べてきたように、仮説モデル（基本形）における全体的 QOL と QOL の 4 下位概念（4 領域）の関係性は、先行するニーズに対する満足度が次のニーズを希求するという前提に立ち、以下のように考えられる。
　①身体的領域における満足度が高いほど、心理的、社会的領域における満足度が高く、心理的、社会的領域における満足度が高いほど、スピリチュアル／実存領域における満足度が高い。
　②一連のニーズに対する満足度が、がん患者の全体的 QOL を決定する。そして、スピリチュアル／実存的領域の満足度が、がん患者の全体的 QOL に直接的な影響を与える。

第 5 章　QOL の理論モデルの構築とその検証

仮説モデル Ver. 1

　仮説モデル Ver. 1 は仮説モデル（基本形）を改変したものである。仮説モデル（基本形）は、ERG 理論を援用したため、心理的領域と社会的サポートの領域がひとつの欲求段階にまとめられている。しかしながら、2 つの領域はそれぞれ異なる特徴をもつものであり、同時に、その 2 つの間に何らかの関係性があると考えられる。Maslow（1987）は、病気は即座に人の安心感を脅かす。そして"世界を日の当たるものから暗闇へと変えてしまう"（p. 377）と述べている。このような状況において、病をもつ人は、それ以前には必要でなかった保護や再保証といったものを求めるようになる（Maslow, 1987）。このような Maslow の言は心理的領域とサポート領域の関係性を示すものだと言える（Aaronson 他, 1991; Cella, 1995）。Sarason ら（1983）は、ソーシャルサポートの 2 つの本質である量的・質的サポートの関係性の分析から、ソーシャルサポートの数（量的サポート）と、支援的な関係性（質的サポート）から得られる満足度には、低い相関しかないことを明らかにしている。また Bloom（1982; 1984）は、情緒的サポートが、乳がん患者の肯定的なものの見方と強く関係していることを報告している。Ducharme（1994）は、高齢の夫婦を対象とし、質的ソーシャルサポートの一側面としての夫婦間サポートと心理的 well-being との関係性について、共分散構造分析を用いて分析した。その結果、肯定的な夫婦間サポートが、心理的 well-being に直接的な影響を与えているということが明らかになった。また、この夫婦間サポートは、物事への対処行動を通して得られる心理的 well-being にも間接的な影響力をもっていた。また、主観的健康との関係において、Guindon と Cappeliez（2010）は、高齢者の主観的健康に影響を与える要因の調査において、ソーシャルサポートが、心理的変数を媒介として主観的健康に影響を与えることを明らかにしている。これらの研究結果を反映させ、社会的／サポート領域が心理的領域に正の影響を与えていると仮定する。仮説モデル Ver. 1 は、仮説モデル（基本形）に、社会的／サポート領域から心理的領域への影響を加えたものである。

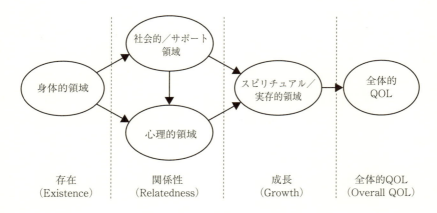

図 5-5　仮説モデル Ver. 1

　仮説モデル Ver. 1 は、仮説モデル（基本形）における仮説に加え、各領域の関係を以下のように仮定する。
① 社会的／サポート領域は、心理的領域に正の影響を与える。
② 社会的／サポート領域は、心理的領域を通してスピリチュアル／実存的領域に間接的な影響を与える。同時に、社会的／サポート領域は身体的領域と心理的領域との間の媒介的役割を果たす。

仮説モデル Ver. 2
　仮説モデル Ver. 2 は、McGill の MQOL 研究と先行研究から明らかにされた知見を加えて、仮説モデル Ver. 1 をさらに改変したモデルである。MQOL 研究は、がん患者の身体的良好さが全体的 QOL に有意な正の関係があることを明らかにしている。また「身体的良好さの領域」を除外しても、「身体的症状の領域」は全体的 QOL に有意な影響を与えていた。Ferrell ら（1991）は、痛みも QOL も、患者自身が評価し決定する概念であると定義した上で、主観的痛みと全体的 QOL を測定する尺度を開発した。この尺度は、高い信頼性・妥当性が獲得されるまで改良が繰り返されたものである。この尺度を用いて身体症状と全体的 QOL の関係について、質的、量的調査を実施した結果、身体的症状、なかでも「痛み」が、

がん患者の全体的QOLに大きな影響を与えていることが明らかとなった。痛みの症状は、主観的なものであり、患者自身の経験によって評価されるものであるという考えは、MQOL尺度を支持するものである。同様の尺度を用いてPaddilaら (1990) が行った調査においても、痛みが患者のQOLに強く影響していることが示された。これらの結果をもとに、新たに身体的領域が全体的QOLに直接影響を与えるという見地を加えたものが仮説モデルVer. 2である。

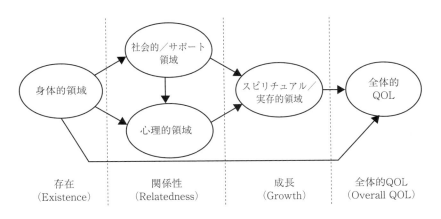

図 5-6　仮説モデル Ver. 2

仮説モデル Ver. 2 は、Ver. 1 に加えて各領域の関係を以下のように仮定する。
① 身体的領域は、心理的領域と社会的／サポート領域に影響を与えるのと同時に、がん患者の全体的QOLに直接的な正の影響を与える。身体的領域におけるQOLの満足度が高いほど、全体的QOLの満足度は高い。
② 身体的領域が全体的QOLに与える影響力の大きさは、スピリチュアル／実存的領域が全体的QOLに与える影響力より小さい。
③ 仮説モデル Ver. 2 は、仮説モデル（基本形）、仮説モデル Ver. 1 よりデータへの適合度が高い。

がん患者を対象としてQOLの理論的モデルの妥当性を検証するため、全体的QOLとQOLの下位概念との関係について、仮説モデル基本形、仮説モデルVer.1、仮説モデルVer.2の3つのモデルを分析する。

2. QOL理論モデルの検証

仮説モデルの検証は、McGill Quality of Life Questionnaire（MQOL）を用いて実施された"McGill Quality of Life Study for Cancer Patients"（McGill QOL研究）（Cohen他, 1996a）で収集されたサンプルを対象とした。仮説モデルの検証に用いる分析方法は、PRELIS2とLISREL8による共分散構造分析である。以下に、尺度（MQOL）、変数、サンプル、データ、分析方法とその手順について述べる。

仮説モデルの検証に用いる尺度

3つの仮説モデルの検証に用いる尺度は、Cohenら（1995）が開発した尺度MQOLである。MQOLは、がんなどの生命を脅かす病をもつ患者のQOLを測定する目的で開発された。尺度の分類では、第3期に開発された「意味ベース」の特徴をもつ（第4章参照）。MQOLは、他のQOL尺度と以下の4点において異なっている。実存的領域が測定の対象となっている点、身体的領域は重要とされているものの質問項目のすべてを独占するものではない点、QOLに肯定的に貢献する側面が測定されている点、そしてすべての質問項目が回答者の主観をたずねているという点である。

MQOLは尺度の性質上2部で構成されている。第1部（Part A）は、全体的QOLを測定する単一項目であり、第2部（Part B、Part C）は、患者のQOLの領域を測定する16変数からなる質問項目である。この16項目は、患者へのインタビュー、先行研究レビュー、既存の尺度から抽出され作成されたものである。先行研究において、がん患者自身がQOLにとって重要であると考える事柄と、現在用いられている既存のQOL尺度がアセスメントする領域との間に、大きな違いがあることが明らかになってい

第5章　QOL の理論モデルの構築とその検証

ることを反映させ、がん患者にとって重要性の高い領域に焦点を当てた項目が設定されている。

MQOL は、QOL 評価におけるネガティブな要因だけでなくポジティブな要因を含む5つの下位概念——身体症状（physical symptom）、身体的良好さ（general physical well-being）、心理的良好さ（psychological well-being）、実存的良好さ（existential well-being）、サポートに対する主観的感覚（subjective sense of support）——で構成されている。

Part B は、身体症状の主観的評価と身体的良好さをたずねる項目であり、Part C は心理的側面、サポート、実存的側面をたずねる項目で構成されている。Part B の身体症状の主観的評価（「身体的症状領域」）は、患者が自身の身体的問題や症状について最も厳しいと感じるものから3つをリストアップし、その程度を評価するものである。身体的良好さの領域（「身体的良好さ」）は、身体的状態が良いか／悪いか（physically well/terrible）をたずねる1項目で構成されている。Part C の心理的良好さの領域（「心理的領域」）は、落ち込み（depressed）、神経質／心配（nervous or worried）、悲しみの頻度（sadness frequency）、先行きの不安（fear of future）の4項目で構成され、サポートに対する主観的感覚（「サポート領域」）は、思いやりある世界（環境）（world is caring）と、サポート感（feel supported）の2項目からなる。実存的良好さ（「実存的領域」）は、存在意味（existence meaningful）、人生における目標達成感（achieve goals）、人生の価値（life worthwhile）、人生のコントロール感（control over life）、自分らしくあること（like self）、日々の受け取り方（every day a gift/burden）の6項目からなる。以上のように、MQOL は QOL の下位概念として5因子で構成されているが、Cohen ら（1996a）は、同じサンプルを使った研究において、「身体的良好さ」（身体的良好さをたずねる1項目で構成される因子）は、QOL の下位概念として妥当性を欠くと結論づけている。この点については、本研究においてもその妥当性を検証する。MQOL は、すべての質問項目に対して、0-10 の11件法で回答を求めるライカート尺度である（MQOL 尺度については巻末の付表を参照）。

MQOL が開発された当時、QOL 尺度に実存的領域が含まれたものはな

く、MQOL はがん患者の QOL について全人的視点らアプローチを試みたユニークな尺度として注目された。この実存的領域は、Yalom（1980）の自己超越への道が意味観を増加させるという実存心理学から導き出されたものである。Yalom は実存的要因として次のような説明をしている――「どんなに他者に近付いたとしても、私はなお生（死）に一人で向き合わなければならない」、「生と死といった根本的な問題に向き合うとき、私はより"誠実に"、またより"小さなことにとらわれずに"生きなければならない」。これは、Maslow の"自己実現欲求"や Alderfer の"成長欲求"と同質のものを意味している。つまり人は、自己実現であれ、成長であれ、最終的な段階に至るには人の助けに拠らず、一人で向き合わなければならない（Maslow, 1987; Alderfer, 1972）。だからこそ人は自らの存在の意味を、宗教、宇宙との一体感、自己創造などを通して見いだすことが可能になる。MQOL の開発者である Cohen ら（1996a）は、実存的領域を「自分自身を、世界、宇宙、神の計画の中に位置づける個人的感覚や理解」と定義している。またがん患者において、自尊心（Self-Esteem）は、不安や落ち込みよりも、人生の意味や目的という感覚と繋がっていると述べている。実存的領域の具体的な質問項目は Purpose in Life Questionnaire（Crumbaugh, 1968）と Missoula QOL Questionnaire（Byock & Merriman, 1998）のなかから選ばれたものである。

　MQOL はがん患者に対して過去2日間の評価をたずねている。QOL を評価する期間は尺度によってさまざまである。Ferrans の Quality of Life Instrument-Cancer Version（QLI-CV）（1990）は、現時点での QOL 評価をたずねるものであり、Schipper らの FLIC（1984）は、質問項目によって異なる対象期間が設定されている。いくつかの質問は患者の現在の状況に焦点を当てており、また別のいくつかの質問は過去2週間についてたずねている。患者の QOL 評価の対象期間について、その妥当性の研究は見られないが、2週間という期間は、がん患者の状況が日に日に大きく変化することや、患者が2週間の状況を正確に記憶しているかを考慮すると、期間の設定としては長すぎる。患者の身体的・精神的状況の変化や記憶の正確さから考えると、2日間の評価は妥当であると考える。

第5章　QOL の理論モデルの構築とその検証

　MQOL の信頼性・妥当性については、下位概念の内的一貫性は十分であることが検証されている。また、がん患者を対象とした構成概念妥当性と基準関連妥当性についても検証されている（Cohen 他, 1996a）。MQOL は英語とフランス語の2カ国語で開発されており、その表面的妥当性も検証されている。さらに質問紙で用いられる言語と尺度項目間の相関は低いことが示されている。

　第4章で述べたように、現存する健康関連 QOL の尺度として、MQOL は最も信頼性の高い尺度の一つであると考えられ、欧米だけでなくアジア圏でも臨床や調査において用いられている。理論モデルの各領域に対応する MQOL の下位概念とその項目は以下のようになる。

理論モデル （4領域 + 全体的 QOL）	MQOL （5領域 + 全体的 QOL）
「身体的領域」	「身体的症状 (1, 2, 3)」、「身体的良好さ (4)」
「心理的領域」	「心理的良好さ (5, 6, 7, 8)」
「社会的/サポート領域」	「サポートに対する主観的感覚 (9, 10)」
「スピリチュアル・実存領域」	「実存的良好さ (11, 12, 13, 14, 15, 16)」
「全体的 QOL」	「全体的 QOL」
	（カッコ内は質問項目）

仮説モデルで用いる変数

　3つの仮説モデルに投入される変数は、MQOL 尺度の項目のみであり、サンプルの属性変数は含まない。その理由は以下のとおりである。

　まず本調査で用いる共分散構造分析は、理論モデルの検証に用いられる分析であるため、変数を投入する際には、その理論的根拠が求められる（Jöreskog, 1998）。つまり、理論テストや理論モデルの検証において、加える変数の特定や、変数間の関係性や方向性を定めるには、その明確な根拠を示さなければならない。よって、理論的根拠のない変数を加える場合は、回帰分析などの他の分析方法を用いなければならない（Kline, 1998）。

3つの仮説モデルは一般的な欲求理論に基づいたものであるため、これらのモデルは一般的知見から人間のニーズとその満足について捉えたものである。したがって、年齢、性別、民族にかかわらず、基本的にはどの対象にも援用できることを前提としている。そのため本研究では属性変数を投入することはしない。

　実際これまでの研究で、属性変数とQOLあるいはwell-beingについて有意な関係性が見いだされていない。Evansら（1993）は、白血病患者のwell-beingの研究において、「性別」と「診断後の経過時間」は心理的well-beingを示すどの変数とも関係性が見いだされなかったことを報告している。Zimmermanら（1996）もまた、がん患者を対象とした研究において、心理的状態（抑うつ、不安、身体化、敵意）と属性変数（年齢、性別、民族、婚姻状態、教育、職業、がんの原発部位、転移の有無）との間に有意差がないことを明らかにしている。この研究では、がん患者の心理的状態に最も強い影響を与えるものは、痛みであると結論づけている。Cohenら（1996a）のMcGill QOL研究においても同様であり、年齢と診断されてからの時間はQOLのどの下位概念とも有意な関係性が見られなかった。ただ、実存領域の質問項目の中の1項目（「毎日は与えられたものであると思う」）にのみ性別において有意差が見られたと報告している。しかし、この結果によって、実存領域全体の主観的well-beingが、性別によって異なると結論づけることはできない。このような研究結果を鑑み、本研究は3つの仮説モデルにおいて、性別、年齢、診断されてからの時間といった属性や特徴を表す変数は含まないものとする。

サンプルとデータ

　QOLの理論モデル研究で用いるサンプルは、"McGill Quality of Life Study for Cancer Patients"（McGill QOL研究）（Cohen他, 1996a）で収集されたデータである。McGill QOL研究では、7週間半の間に、カナダ・モントリオールにあるRoyal Victoria HospitalのOncology Day Centerに通院した707名の患者を対象とし、その中から以下の条件に当たる患者を除外した。

第5章 QOLの理論モデルの構築とその検証

① 初めて来院した患者、またはセンターが多忙で調査者がコンタクトできなかった患者
② 身体的な状況によって、回答が困難である患者
③ 精神的な状況によって、回答が困難である患者
④ 質問紙で用いられている言語（英語、フランス語）に堪能でない患者
⑤ すでに他の調査に参加している患者

すべての条件を満たした調査対象者は382名であった。うち120名が調査に参加しないと意思表示し、8名がいったん調査に参加したものの後に辞退したことから、調査対象者は254名となった。サンプルとなった254名は質問紙に答えたものの、7名（がん以外の疾患をもつ患者3名、データの一貫性がない患者3名、認知症とうつ病の検査中の患者1名）はデータスクリーニングの段階で除外された。最終的なMcGill QOL研究のサンプル数は247名であった。

本調査では、さらに分析のための再スクリーニングを行った。本調査で用いる共分散構造分析は、尺度と理論モデルの検証を同時に分析する方法論である。したがって、欠損値のある変数が含まれているデータは予め除外しなければならない。データを除外する前に、欠損値の大きさとパターンをチェックしたところ、8名の患者がすべての質問項目に答えていないことが明らかとなった。また欠損値は、すべて身体症状をたずねる質問項目1-3に見られた。他の4-16の13項目は、回答者が0-10の最も当てはまると考える数字に丸印を入れるものであるのに対し、1-3の3項目は、回答する患者自身が、自分自身が問題だと感じている身体症状や問題をリストアップし、さらにその症状や問題が、その患者にとってどのくらい問題であるかを評価するというタイプの質問項目である。患者にとっては、このような項目に回答する大変さが、回答に影響したと考えられる。しかしながら、欠損値のケース割合はそれほど大きなものでなく、項目1は2%、項目2は1.2%、項目3は、2.8%であった。Cohenら（2003）は、特定の変数において5%あるいは10%の欠損値であっても大きなものではないとしている。すべての質問項目は主観的評価をたずねるものであるため、欠損値の処理として、平均値の置き換え（data replacement）やイン

ピュテーションはすべきではない。よってリストワイズによって欠損値のあるデータは除外した。これらの手続きの結果、本研究の最終的なサンプルサイズは239（全体の96.8%）となった。

サンプルの属性は、女性が136名(56.9%)、男性が103名(43.1%)であり、平均年齢は51.0歳（SD=14.94）であった。ヨーロッパ系白人が172名（72%）、教育レベルは高く（57.7%が大学教育以上）、83.1%は配偶やその他の家族と同居していた。がんの治療段階は、抗がん剤治療（局所がんや転移がん）、緩和ケア、フォローアップ治療とかなりの幅が見られた。がんの種類も20種類以上見られたが、リンパ腫、乳がん、メラノーマの3種類で全体の56.5%を占めていた。診断されてからの期間（月数）の中央値は28.5カ月であった。表5-1はサンプルの属性を示したものである。

確定されたサンプルから得られたデータのトランスポジションを行った。尺度の16項目と単一項目のすべてはゼロが最も望ましくない状態であり10が最も望ましい状態である。置き換えられた7項目の平均は8.0以上であり、残りの6項目は7.0を上回っていた。これらの項目の分布は負の歪度を示していた。表5-2は、MQOL尺度16項目の平均、標準偏差、範囲を示したものである。

表5-1　サンプルの属性

属性変数	人数	（%）
年齢		
平均：51.0		
範囲：20-88		
ＳＤ：14.94		
性別		
男性	103	(43.1)
女性	136	(56.9)
教育レベル		
小／中学校	17	(7.2)
高校	82	(34.3)
大学	27	(11.3)
大学以上	111	(46.4)
不明	2	(0.8)

第 5 章　QOL の理論モデルの構築とその検証

表 5-1　サンプルの属性（続き）

民族		
白人	172	(72.0)
イギリス系カナダ人	(77)	
フランス系カナダ人	(61)	
他のヨーロッパ系	(34)	
ユダヤ人	20	(8.4)
中東人	10	(4.2)
アジア人	5	(2.1)
アフリカ系アメリカ人	3	(1.3)
その他	6	(2.6)
不明	23	(9.6)
居住形態		
配偶者	158	(66.8)
配偶者以外の家族	39	(16.3)
独居	36	(15.1)
友人	2	(0.8)
その他	3	(1.3)
不明	1	(0.4)
病名（がん）		
リンパ腫	51	(21.3)
乳がん	47	(19.7)
メラノーマ	37	(15.5)
白血病	17	(7.1)
消化器がん	15	(6.3)
婦人科がん	11	(4.6)
睾丸がん	11	(4.6)
膀胱がん	11	(4.6)
肺がん	8	(3.3)
多発性骨髄腫	7	(2.9)
脳腫瘍	5	(2.1)
前立腺がん	3	(1.3)
カポジ肉腫	2	(0.8)
骨肉腫	2	(0.8)
膵臓がん	1	(0.4)
不明	11	(4.7)
合計	239	(100.0)

表 5-2　MQOL 記述統計

質問項目	平均	標準偏差	範囲	歪度	Kurtosis
1. Physical problem（身体症状 1）	5.79	3.14	0-10	− .06	− 1.18
2. Physical problem（身体症状 2）	6.80	3.30	0-10	− .44	− 1.28
3. Physical problem（身体症状 3）	8.01	3.05	0-10	− 1.19	− .40
4.Physically well/terrible（身体的良さ）	7.54	2.16	1-10	− .61	− .47
5. Depressed（落ち込み）	7.65	2.86	0-10	− 1.06	.02
6. Nervous/worried（神経質 / 心配）	6.77	2.92	0-10	− .56	− .81
7. Time sad（悲しみの頻度）	7.06	2.61	0-10	− .76	− .25
8. Fear of future（先行きの不安）	6.63	2.82	0-10	− .57	− .59
9. Existence meaningful（存在意味）	8.05	2.23	0-10	− 1.23	1.22
10. Achieve goals（目標達成感）	7.33	1.96	0-10	− 1.11	1.93
11. Life worthwhile（人生の価値）	8.39	1.76	2-10	− 1.20	1.15
12. Control over life（コントロール感）	7.77	1.98	0-10	− 1.03	1.07
13. Like self（自分らしさ）	8.37	1.84	0-10	− 1.69	3.73
14. Everyday a gift（日々の受けとり方）	8.37	1.98	1-10	− 1.28	1.25
15. World is caring（思いやりある世界(環境)）	8.04	1.95	1-10	− .92	.32
16. Feel supported（サポート感）	8.60	1.89	2-10	− 1.53	1.85
SIS: Overall QOL（全体的 QOL）	7.26	2.26	0-10	− .71	− .02

カッコ内は本書用に筆者が日本語に要約したもの。実際の質問紙の言語は英語とフランス語。

分析方法とその手順

　3つの仮説モデルの検証には、すべて共分散構造分析が用いられた。共分散構造分析は、尺度モデルにおいて構成概念の妥当性を検証し、構造モデルにおいては、観測変数と潜在変数の関係性について仮説を検証する包括的・統計学的アプローチである（Bollen, 1989; Hoyle, 1995; Schumacker & Lomax, 1996）。共分散構造分析を分析法に選択したのは、共分散構造分析の特性にある。多変量回帰分析と異なり、共分散構造分析は理論の妥当性のテストを目的とする分析方法である。また測定誤差や残差相関を含めたすべてのパラメーターを同時に推定することができるため、回帰分析より正確な分析が可能である。さらに、理論に基づく因果関係の検証が可能で

第 5 章　QOL の理論モデルの構築とその検証

あり、モデルに柔軟性を与えるものである。

　モデルの適合度の判定には、χ^2 検定、RMSEA（Root Mean Square Error of Approximation）、GFI（Goodness Fit Index）、AGFI（Adjusted Goodness Fit Index）、CFI（Comparative Fit Index）、IFI（Incremental Fit Index）を用いた。またネストしていないモデルの比較は、Akaike（1987）の AIC（Akaike Information Criteria）と Browne & Cudeck（1989; 1993）の ECVI（Expected Cross-Validation Index）を用いた。これらの指標に加え、残差適合分析（fitted residual analysis）と誤差相関（error correlation）もモデル適合度の検証に用いた。また、モデルの適合度を高めるための修正指標 MI（Modification Index）は、理論的根拠が見いだせる場合にのみ参照することとした。共分散構造分析に用いた統計ソフトは PRELIS2 と LISREL8 である。

　QOL の理論モデルの検証手順は以下のとおりである。

　まず共分散構造分析のためのデータスクリーニングを行いサンプルを確定し、逆転項目についてデータ値の再割当てを行った。

　次に、各下位概念（潜在変数を示す各因子）項目の信頼性・妥当性を検証するため、尺度モデルの検証を行った。構造モデルを検証する前提として、尺度を構成する下位概念（潜在変数）とその項目（観測変数）に、信頼性・妥当性が認められなければならないからである。尺度モデルの検証は 3 つの段階を経た。第 1 段階では、各下位概念の単一因子モデルを構成する項目について、信頼性・妥当性を検証した。第 2 段階では、MQOL のすべての因子で構成される尺度モデルの確証的因子分析を行った。第 1、2 段階における尺度モデルの信頼性・妥当性の検証において、潜在的概念（潜在変数）を捉えるに十分な妥当性のない変数（信頼性が低い場合、2 つの潜在変数に負荷がある場合、また他の項目との間に有意な誤差相関がある場合）は、尺度の精度を高めることと単純性の法則に基づき、その項目を除外するという手続きを踏んだ。そして Cohen ら（1996a）が下位概念としての妥当性を問題とした「身体的良好さ」（項目 4）について、それを含むモデルと除外したモデルの 2 つを検証した。

　第 3 段階では、理論モデルに含まれるすべての潜在変数と観測変数で構

成された拡張的尺度モデルを検証した。なぜなら拡張的尺度モデルと構造モデルは、構造的に飽和モデルであるため、拡張的尺度モデルの適合度に問題がある場合は、構造モデルの問題ではなく、拡張的尺度モデルそのものの問題と考えられるからである。したがって、内生従属変数である項目「全体的QOL」を尺度モデルに加えた拡張的尺度モデルの妥当性を確証的因子分析によって検証した。この一連の手続きによって、仮説モデルを構成する潜在変数と観測変数が確定し、構造分析の土台が完成することになる。

　最後に、理論モデルに基づく仮説を検証した。3つの仮説モデルについて、仮説モデル（基本形）、仮説モデル Ver. 1、仮説モデル Ver. 2の順で検証した。先に述べたとおり、モデルの適合度を改善するための修正指標 MI は、理論的根拠がある場合にのみ採用を検討した。

　尺度モデルと構造モデルの具体的なプロセスは以下の結果において詳述する。

尺度モデルの検証

第1段階　単一因子モデルの検証

　複数項目からなる因子モデルの妥当性を高めるためには、変数を削除していく方法と変数を加えていく方法の2つがある（Hoffman, 1995）。変数を削除していく帰納法は、独立したクラスターモデルをもとにした下位尺度を構成する場合に有効である（Bollen 1989; Hofmann, 1995; Jöreskog & Sorbom, 1993）。しかしながら Hayduk（1996）は、それぞれの概念の最もふさわしい単一指標（項目）を選び、次に2番目にふさわしい指標を加え、3番目にふさわしい指標を加え、個別に Lisrel を走らせることを推奨している。その理由は、そもそも一つの概念を表す2つの指標を得ることは大変難しく、ましてや一つの概念をうまく説明する3つの指標を得ることは稀だからである。

　本研究で因子を測定すると推定されている観測変数は、すでに MQOL 研究（Cohen 他, 1996a）における探索的因子分析によって選ばれたものであること、また各因子の指標についてアプリオリな知識をもち得ないこと

から、本研究は帰納的手続きを採用した。
各因子モデルの検証は以下のとおりである。

(1) 身体的領域

仮説モデルにおける「身体的領域」は、MQOL 尺度では、「身体症状領域」と「身体的良好さ」の2つが該当する。「身体症状領域」は、自由回答形式による3つの指標(3項目)で構成されており、その3項目とは、患者が自分自身にとって最も問題だと感じる上位3症状である。MQOL の「身体症状領域」は、1因子3指標のちょうど識別可能なモデル(Just-Identified Model)であり、因子モデルの妥当性は独立して検証することができない。そのため、他の因子を合わせた確証的因子分析において検証した。また、1因子1指標の「身体的良好さ」についても、その妥当性の検証は、確証的因子分析において行われた。

(2) 心理的領域

心理的領域は、1因子4項目モデルであり、識別問題は存在しない。RMSEA(.18)、ECVI(.14)、CFI(.96)は許容範囲にあったが、χ^2値は有意であり(χ^2=18.78, df=2, p=.00)、心理的領域のモデル適合度は確認できなかった。さらに修正指標(MI)は、項目5(落ち込み)の尺度誤差が、項目6(神経質/心配)と項目8(先行きの不安)の2つの誤差と有意な相関があることを示していた。しかしながら、この2項目間の誤差相関を説明する理論が見当たらず、さらに項目5と6との間、項目5と8の間に、誤差相関を加える正当な根拠がないため、モデル適合度を高めるだけの理由で誤差相関を加えることは不適切である(Kline, 1998)と判断した。いかなる項目も、他の項目との間に2つ以上の誤差相関があることは問題である。また、モデルに誤差相関を加えることは、モデルの中に想定されていない新たな潜在概念を加えることになる。ここでは他の2項目の誤差との間に相関がみられた項目5を除外するのが妥当と判断した。項目5を除外した後、観測変数は3つ(項目6, 7, 8)になったため、モデルはちょうど識別可能(Just-Identified)となった。そのため、心理的領域の因子の妥当性の検

証は、全体の尺度モデルの確証的因子分析において行われた。

(3) 社会的／サポート領域

社会的／サポート領域は、MQOL 尺度では「サポート領域」に該当する。サポート領域は、2項目からなる因子でありモデルは識別されないため、妥当性の検証は全体の尺度モデルで検証した。

(4) 実存的領域

実存的領域は、6つの観測変数 —— 存在意味（項目 9）；目標達成感（項目 10）；人生の価値（項目 11）；人生に対するコントロール感（項目 12）；自分らしさ（項目 13）；日々の受け取り方（項目 14）—— によって構成されているため識別問題は生じない。分析の結果、適合度指標は、モデルがデータに適合しないことを示していた。χ^2 値が有意であり（$\chi=28.52$, df=9, p=.00078）、RMSEA（.094）はクリティカルポイントである .05 を上回っていた。また項目 12 と 13 の間の誤差に有意な相関がみられた。さらに、項目 12 と 9 (-.16)、項目 12 と 11 (-.13)、項目 12 と 13 (.07) の間に大きな残差（fitted residuals）がみられた。修正指標 MI は、項目 12 と 13 の間に誤差の共分散を加えることで χ^2 値が有意に低くなることを示していたものの、この場合もモデルは 1 因子モデルであり、誤差相関をモデルに加える正当な根拠は見いだせない。そのため、項目 12 をモデルから削除した。

次に、5 項目モデルを検証した結果、χ^2 値（$\chi^2=7.98$, df=5, p=.16）、RMSEA (.049)、GFI (.991)、AGFI (.974)、CFI (.990)、IFI (.990) の各値からモデル適合が明らかとなった。しかしながら、モデル全体の適合度だけを見て他の情報を無視してモデル評価することは問題である (Kline, 1998)。項目 10 と 14 の間の残差 (fitted residual) は大きく (-.083)、修正指標 MI は、項目 10 と 14 の間に有意な誤差相関があることを示していた。項目 10 の SMC (square multiple correlation) は .46 であり、カットオフポイントである .50 より低かった。そのためモデルの単純性を高めるために項目 10 は削除した。

そこで 4 項目からなるモデルを検証したところ、4 項目モデルはデータ

第5章　QOLの理論モデルの構築とその検証

に適合することが明らかとなった。因子から4つの項目へのパス係数は有意であり（項目9=.80, 項目11=.87, 項目13=.72, 項目14=.79）、SMCの範囲は.52から.65であった。適合度指標（χ^2=.93(df=2, p=.63), RMSEA (.000), GFI (.999), AGFI (.994), CFI (1.000), IFI (1.000)）は、4項目の尺度モデルがデータに極めて適合していることを示していた。ECVI (.000) と AIC (16.93) の値は、これまで検証した3つのモデルの中で最も小さかった。表5-3は実存的領域について一連のモデルの検証を示したものである。

表5-3　実存的領域のモデル別適合度

モデル	χ^2	df	P	$\Delta\chi^2$	Δdf	RMSEA	GFI	AGFI	CFI	IFI	ECVI	AIC
6項目モデル	28.52	9	.00078	NA	NA	.094	.976	.944	.956	.957	.213	52.52
5項目モデル	7.98	5	.15	NA	NA	.049	.991	.974	.990	.990	.114	27.98
4項目モデル	.93	2	.63	NA	NA	.000	.999	.994	1.000	1.000	.000	16.93

第2段階　MQOL 尺度モデルの検証

(1) 確証的因子分析

5因子13項目の尺度モデルについて、確証的因子分析によって因子と因子項目の妥当性を検証した。結果は図5-7の通りである。各項目の因子負荷量（標準化係数）は.74から.95の範囲でありt値はすべて有意であった。項目別にみると、身体症状領域が.81から.89の範囲であり、身体的良好さが.87、心理的領域が.74から.83、実存的領域が.78から.87、サポート領域は.87から.95であり、すべて0.1％水準で有意であった。SMCは.55（項目8）から.90（項目16）であった。表5-4は、その結果を示したものである。

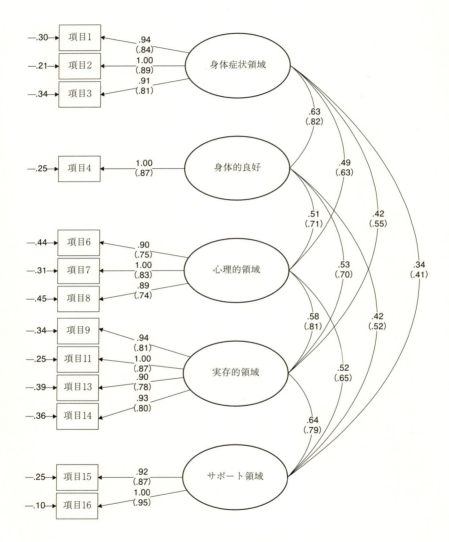

注：非標準化係数（標準化係数）
すべての因子負荷量は0.1％水準で有意（p＜.001）

図 5-7　確証的因子分析（5 因子 13 項目モデル）

表5-4　5因子13項目モデル（確証的因子分析）

	身体症状		身体的良好		心理的		実存的		サポート		SMC
	US	SS	US	SS	US	SS	US	SS	US	SS	
項目1	.94	.84	– –		– –		– –		– –		.70
項目2	1.00	.89	– –		– –		– –		– –		.79
項目3	.91	.81	– –		– –		– –		– –		.66
項目4	– –		1.00	.87	– –		– –		– –		.75
項目6	– –		– –		.90	.75	– –		– –		.56
項目7	– –		– –		1.00	.83	– –		– –		.69
項目8	– –		– –		.89	.74	– –		– –		.55
項目9	– –		– –		– –		.94	.81	– –		.66
項目11	– –		– –		– –		1.00	.87	– –		.75
項目13	– –		– –		– –		.90	.78	– –		.61
項目14	– –		– –		– –		.93	.80	– –		.64
項目15	– –		– –		– –		– –		.92	.87	.70
項目16	– –		– –		– –		– –		1.00	.95	.90

注：US＝非標準化係数　SS＝標準化係数
すべての因子負荷量は0.1％水準で有意（p＜.001）

　5因子13項目の尺度モデルは、RMSEA（.043）、AGFI（.957）、CFI（.983）、IFI（.983）が示すとおり、このモデルの当てはまりがよいことが示された。しかし、モデル全体の χ^2 値は有意（χ^2=81.26, df=56, p=.015）であり、当てはまりはよくなかった。修正指標（MI）は項目13（自分らしさ）を心理的領域にまた、項目8（先行きの不安）を実存的領域とサポート領域に負荷させることで χ^2 値が減少することを示していた。つまり、項目13は、実存的領域だけでなく心理的領域を、また項目8は実存領域とサポート領域を測定するものであるとも考えられる。このような因子の複雑性は、心理的領域と実存的領域の因子相関が.81であること、また実存的領域とサポート領域が.79であるということからも明らかである。モデルの適合度のためだけに理論的根拠の見いだせないパスを加えることはできないため、この時点で、項目8と項目13は、全体の尺度モデルから除外した。

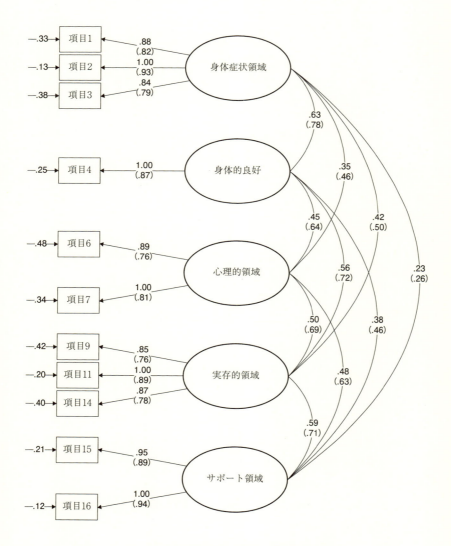

注:非標準化係数(標準化係数)
すべての因子負荷量は0.1%水準で有意(p<.001)

図 5-8 確証的因子分析(5 因子 11 項目モデル)

第 5 章　QOL の理論モデルの構築とその検証

次に、5 因子 11 項目の尺度モデルについて、確証的因子分析によって因子と因子項目の妥当性を検証した。結果は図 5-8 の通りである。各項目の因子負荷量（標準化係数）は身体症状領域が .79 から .93 の範囲であり、身体的良好さが .87、心理的領域が .76 から .81、実存的領域が .76 から .89、サポート領域は .89 から .94 であり、すべて 0.1％水準で有意であった。因子負荷量と SMC は、表 5-5 のとおりである。

表 5-5　5 因子 11 項目モデル（確証的因子分析）

	身体症状		身体的良好		心理的		実存的		サポート		SMC
	US	SS	US	SS	US	SS	US	SS	US	SS	
Item1	.88	.82	-	-	-	-	-	-	-	-	.67
Item2	1.00	.93	-	-	-	-	-	-	-	-	.87
Item3	.84	.79	-	-	-	-	-	-	-	-	.62
Item4	-	-	1.00	.87	-	-	-	-	-	-	.75
Item6	-	-	-	-	.89	.76	-	-	-	-	.52
Item7	-	-	-	-	1.00	.81	-	-	-	-	.66
Item9	-	-	-	-	-	-	.85	.76	-	-	.58
Item11	-	-	-	-	-	-	1.00	.89	-	-	.80
Item14	-	-	-	-	-	-	.87	.78	-	-	.60
Item15	-	-	-	-	-	-	-	-	.95	.89	.79
Item16	-	-	-	-	-	-	-	-	1.00	.94	.88

注：US＝非標準化係数　SS＝標準化係数
すべての因子負荷量は0.1％水準で有意（p＜.001）

χ^2 値は 34.03（df=35, p=.51）、RMSEA は .000、AGFI は .974、CFI と IFI はそれぞれ 1.000 であった。しかしながら、項目 2 と項目 4（身体的症状と身体的良好）、項目 9、11、14（実存的領域）、項目 16（サポート領域）の残差（fitted residuals）は大きくカットオフポイントの .10 を大きく上回っていた。この結果は観測変数間の相関とモデルによって算出された相関との間に大きな差があることを示している。この結果から、11 項目モデルの妥当性はないと考えられる（Hu & Bentler, 1995）。さらに、修正指標も

項目4と15の間と、4と16の間に誤差相関があることを示していた。ここから、潜在変数である身体的良好さの因子（あるいは項目4）が、QOL尺度モデルとして適していないのではないか、あるいは、この因子（項目4）は尺度モデルから取り除くべきではないかとの疑問が生じた。これは、Cohenら（1996a）が示した疑問と同様のものである。

(2) 項目4を除いた確証的因子分析

そこで、QOL尺度に項目4を含むことが適切であるかを検証するため、項目4を含むQOL尺度モデルと項目4を除外したモデルの確証的因子分析の結果を比較した。尺度構造が変わることからχ^2値の差を用いることはできないため、適合度指標として、RMSEAの他に、Expected Cross-Validation Index（ECVI）（Browne & Cudeck, 1989）とAkaike Information Criteria（AIC）（Akaike, 1987）を採用した。表5-6は、検証した3モデルの適合度を比較したものである。

項目4を除いた尺度モデルの識別問題は生じない。またすべての因子に指標があり、そのすべてが2つ以上の項目をもっていることから、必要条件と同様十分条件も満たされていた。尺度モデルのパス係数はすべて0.1%水準で有意であり、よりQOL尺度としての適合性が高かった。モデル指標は、χ^2値 26.46（df=29, p=.60）、RMSEA .000、AGFI .979、CFIとIFIはそれぞれ1.000であった。項目4を除外した後の残差（fitted residuals）6つのうち4つは.10より小さかった。修正指標は生じず、確証的因子分析から項目4を除外した尺度モデルの方がQOL尺度として適合度が高いことが明らかとなった。

表5-6 尺度モデルの適合度（3モデルの比較）

尺度モデル	χ^2	df	P	$\Delta\chi^2$	Δdf	RMSEA	GFI	AGFI	CFI	IFI	ECVI	AIC
5因子13項目モデル	81.26	56	.015	NA	NA	.043	.973	.957	.983	.983	.638	151.25
5因子11項目モデル	34.03	35	.51	NA	NA	.000	.986	.974	1.000	1.000	.405	96.09
4因子10項目モデル	26.46	29	.60	NA	NA	.000	.989	.979	1.000	1.000	.330	78.46

第5章　QOLの理論モデルの構築とその検証

(3) 最終的な QOL 尺度モデル

4因子10項目の尺度モデルの確証的因子分析の結果は図 5-9 のとおりである。

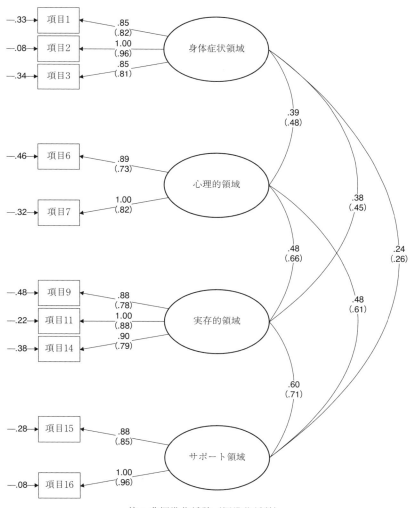

注：非標準化係数（標準化係数）
すべての因子負荷量は0.1％水準で有意（p＜.001）

図 5-9　確証的因子分析（4 因子 10 項目モデル）

最終的な QOL 尺度モデルの詳細は以下のとおりである。観測変数から潜在変数への因子負荷量（標準化係数）は、身体的領域は .81 から .96、心理的領域は .73 から .82、実存的領域は .78 から .88、そして、サポート領域 .85 から .96 であった。項目 6 を除くすべての SMC は .60 をこえていた。各概念の観測変数の因子負荷量は収束妥当性を示していた。表 5-7 は、4 因子 10 項目モデルの因子負荷量と SMC を示したものである。

表5-7　4因子10項目モデル（確証的因子分析）

	身体症状		心理的		実存的		サポート		SMC
	US	SS	US	SS	US	SS	US	SS	
項目1	.85	.82	--	--	--	--	--	--	.67
項目2	1.00	.96	--	--	--	--	--	--	.92
項目3	.85	.81	--	--	--	--	--	--	.66
項目6	--	--	.89	.73	--	--	--	--	.54
項目7	--	--	1.00	.82	--	--	--	--	.68
項目9	--	--	--	--	.88	.78	--	--	.60
項目11	--	--	--	--	1.00	.88	--	--	.78
項目14	--	--	--	--	.90	.79	--	--	.63
項目15	--	--	--	--	--	--	.88	.85	.72
項目16	--	--	--	--	--	--	1.00	.96	.92

注：US＝非標準化係数　　SS＝標準化係数
すべての因子負荷量は0.1％水準で有意（p＜.001）

(4) 尺度の信頼性と妥当性

　がん患者の QOL を測定する尺度は、Cohen らによって開発された5因子16項目の MQOL のオリジナル版の精度を高めた4因子10項目からなる尺度（MQOL 改訂版）を最も適合度の高い尺度として採用する。MQOL 改訂版の信頼性と妥当性は、以下の式によって算出した。

第 5 章　QOL の理論モデルの構築とその検証

$$\rho_\xi = \frac{\left[\sum_{i=1}^{p}\lambda_{xi}\right]^2 \text{var}(\xi)}{\left[\sum_{i=1}^{p}\lambda_{xi}\right]^2 \text{var}(\xi) + \sum_{i=1}^{p}\text{var}(\delta_{xi})}$$

λ：因子負荷量　var(ξ)：潜在変数の分散　δ_{xi}：観測変数の測定誤差

　各因子(下位尺度)の信頼性係数を算出した結果、すべての因子に信頼性が確認された。サポート領域が .900 と最も高く、身体的領域が .899、実存的領域が .858、心理的領域はやや低く .756 であった。

　妥当性は、以下の式によって算出した。

$$\rho_{vc}(\xi) = \frac{\sum_{i=1}^{p}\lambda_{xi}^2\ \text{var}(\xi)}{\sum_{i=1}^{p}\lambda_{xi}^2\ \text{var}(\xi) + \sum_{i=1}^{p}\text{var}(\delta_{xi})}$$

　各因子（下位尺度）の妥当性は、サポート領域が最も高く .823 であり、身体的領域 .751、実存的領域 .669、心理的領域は最も低く .608 であった。つまり、サポート領域は観測変数によってその分散の 82％ が説明され、身体的領域は 75％、実存的領域は 67％、そして心理的領域は 61％ が説明されたことになる（表5-8）。

　以上の一連の尺度検証により、MQOL 改訂版（4 因子 10 項目尺度）は、がん患者の QOL を測定する尺度として、信頼性と構成概念妥当性（弁別性と収束性）を備えた尺度であると結論づける。

表 5-8　MQOL 尺度改訂版（4 因子 10 項目）の信頼性と妥当性

潜在変数	信頼性	抽出分散（％）
身体的領域	.899	.751
心理的領域	.756	.608
実存的領域	.858	.669
サポート領域	.900	.823

第3段階　拡張的尺度モデル

　共分散構造分析によって理論モデルを検証する前に、モデルに含まれるすべての潜在変数と観測変数をひとつの尺度モデル（拡張的尺度モデル）としてその妥当性を検証した。拡張的尺度モデルの適合度を確認した上で、構造分析を行った。

　拡張的尺度モデルに加えられる内生（従属）変数「全体的QOL」は、唯一の観測変数をその指標としている。その理由は、回答者自身の全体的QOLの評価は、1つの質問項目によって率直に回答することが患者の主観的評価を最も正確に反映するものであるという考え（Cohen 他，1996a）によるものである。しかしながら単一項目に完全な信頼性を設定するのは非現実的である。本研究では、信頼性を .80 と仮定し誤差分散を .20 と設定した（Jöreskog, 1998）。内生変数（従属変数）「全体的QOL」の単一指標である観測変数「全体的QOL」を MQOL 改訂版に加え、拡張的尺度モデルを検証した結果、χ^2 値 =36.84（df=35, p=.384）、RMSEA は .017、AGFI

表5-9　拡張的尺度モデルの因子負荷量

	身体症状		心理的領域		実存的領域		サポート		全体的QOL		SMC
	US	SS	US	SS	US	SS	US	SS	US	SS	
Item1	.90	.85	--	--	--	--	--	--	--	--	.72
Item2	1.00	.94	--	--	--	--	--	--	--	--	.88
Item3	.87	.81	--	--	--	--	--	--	--	--	.66
Item6	--	--	.93	.74	--	--	--	--	--	--	.54
Item7	--	--	1.00	.79	--	--	--	--	--	--	.62
Item9	--	--	--	--	.93	.81	--	--	--	--	.66
Item11	--	--	--	--	1.00	.87	--	--	--	--	.76
Item14	--	--	--	--	.96	.84	--	--	--	--	.70
Item15	--	--	--	--	--	--	.88	.85	--	--	.72
Item16	--	--	--	--	--	--	1.00	.96	--	--	.93
Overall	--	--	--	--	--	--	--	--	1.00	.89	.80

注：US＝非標準化係数　　SS＝標準化係数
すべての因子負荷量は0.1％水準で有意（p＜.001）

第5章　QOLの理論モデルの構築とその検証

は.940、IFI、CFI ともに.999 であり、極めて良い適合度であることが明らかになった。よって拡張モデルに含まれるすべての変数による QOL モデルの構造分析の妥当性が確認された。表 5-9 は、構造モデルに用いるすべての変数を含めた拡張的尺度モデルの因子負荷量と SMC を示したものである。また信頼性と妥当性は表 5-10 のとおりである。QOL の下位概念の信頼性については、身体的領域（.900）とサポート領域（.903）が高い値を示しており、続いて実存的領域（.878）、心理的領域（.736）であった。すべての概念から抽出された分散は .50 を超えていた。サポート領域は最も高く（.824）、次に実存的領域、そして身体的領域であった。他の3つの概念と比べると心理的領域の妥当性は低かった（.583）。サポート領域は観測変数によってその 82％の分散が説明されており、実存的領域は 70％、身体的領域では 69％、そして心理的領域では 59％であった。

表 5-10　拡張的尺度モデルの信頼性と妥当性

下位概念	信頼性	抽出分散（％）
身体的領域	.900	.685
心理的領域	.736	.583
実存的領域	.878	.707
サポート領域	.903	.824

仮説モデルの検証

Maslow の欲求階層論と Alderfer の ERG 理論を援用して構成されたがん患者の QOL モデルについて、仮説モデル（基本形）、仮説モデル Ver.1、仮説モデル Ver.2 の3つのモデルを分析した。なお尺度モデルにおいて「身体的良好さ」因子が削除されたため、仮説モデルの検証においては、「身体症状領域」を「身体的領域」と表記する。

　仮説モデルはいずれも、「身体的領域」が「心理的領域」と「サポート領域」の外生変数であり、潜在変数「心理的領域」と「サポート領域」は、「実存的領域」の媒介の内生変数である。「実存的領域」もまた内生変数であ

り、従属潜在変数である「全体的 QOL」に直接的な影響を与えている。これらの基本的関係に加え、仮説モデル Ver. 1 では、サポート領域から心理的領域へのパスが加えられ、仮説モデル Ver. 2 は、身体的領域から従属潜在変数に直接的なパスが加えられたものである。

分析するマトリックス

表 5-11 は、共分散構造分析で用いられるポリコリック相関行列である。MQOL は順序尺度であるためポリコリック相関行列を重み付き最小二乗法（WLS）で分析しなければならない（Jöreskog, 1994）。さらにすべての変数が負の高い歪度を示していたことからも WLS を用いるのが妥当である。というのも、データトランスフォームはデータのもつオリジナルな性質を損うため、歪度の高いデータに対してはデータトランスフォームを行わず、WLS を用いるのが妥当だからである（Jöreskog & Sorbom, 1993）。したがって、ポリコリック相関行列を漸近的共分散行列の逆行列から得る重みを用いた重み付き最小二乗法（WLS）で分析した。分析はすべて Lisrel8（Jöreskog & Sorbom, 1993）によって行われた。

第 5 章　QOL の理論モデルの構築とその検証

表 5-11　ポリコリック相関行列（MQOL 改訂版）

		身体			心理		実存			サポート		全体的 QOL
		Item1	Item2	Item3	Item6	Item7	Item9	Item11	Item14	Item15	Item16	Overall
身体	Item1	—										
	Item2	.773	—									
	Item3	.613	.745	-								
心理	Item6	.285	.284	.319	—							
	Item7	.262	.324	.346	.554	—						
実存	Item9	.243	.322	.262	.295	.430	—					
	Item11	.196	.319	.306	.317	.465	.690	—				
	Item14	.316	.323	.271	.292	.345	.588	.644	—			
サポート	Item15	.127	.119	.149	.326	.395	.414	.395	.504	—		
	Item16	.177	.211	.275	.339	.464	.537	.618	.558	.767	—	
全体的 QOL	Overall	.434	.432	.383	.503	.505	.583	.536	.482	.333	.385	—

(1) 仮説モデル（基本形）の検証

仮説モデル（基本形）のQOLの下位概念と全体的QOLの関係は図5-10(a)に示した通りである。

すべての仮説モデルは、先行するニーズが満たされることによって次のニーズが生じるという理論を基に構成されている。よって、仮説モデル（基本形）の仮説は以下のとおりである。

① 身体的領域における満足度が高いほど、サポート領域、心理的領域の満足度は高い。また、サポート領域と心理的領域の満足度が高いほど、実存的領域の満足度も高い。
② 一連のニーズの満足度が、がん患者の全体的QOLを決定する。
③ 実存的領域はがん患者の全体的QOLに直接的な影響力をもつ。

図5-10(b)は、「仮説モデル（基本形）」の分析結果を示したものである。

すべての項目の負荷量(.72から.93)は有意であった。SMCについては、8項目が.65を超えていたものの、項目6は.56であった。領域間のすべてのパス係数は0.1％水準で有意であったがモデルの適合度は低かった。拡張的尺度モデルにおける因子分析は因子とその指標について当てはまりのよさを示していたことから、モデルの適合度の低さは、尺度の構成要素（潜在変数、観測変数）にあるのではなく、仮説モデル（基本形）の構造にあると考えられる。χ^2値は101.8 (df=40, p<.000)で有意であった。CFIとIFIは、それぞれ.951と.952であり、いずれも許容範囲にあったが、RMSEA (.083)は、カットオフポイントである.050を超えており、またAGFI (.937)もカットオフポイントである.950より低かった。また、55の残差のうち24が.200より大きく、11が.300より大きかった。最も大きかったものは、-.39であり、モデルのスペシフィケーションに問題があることを示していた。

この結果、各領域間の有意な関係性は示されたものの、仮説モデル（基本形）はQOLのモデルとして適していないことが明らかとなった。修正指標（MI）はサポート領域から心理的領域へ、あるいはその逆のパスを入れることで、χ^2値が35.5ポイント減少することを示していた。実際、サポート領域から心理的領域へのパスを加えたものが、仮説モデルVer. 1

第5章 QOLの理論モデルの構築とその検証

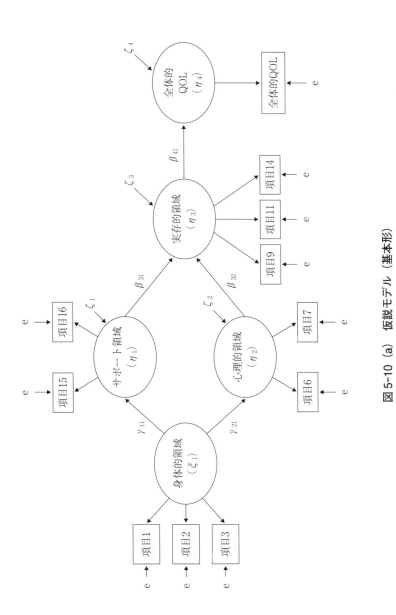

図 5-10 (a) 仮説モデル（基本形）

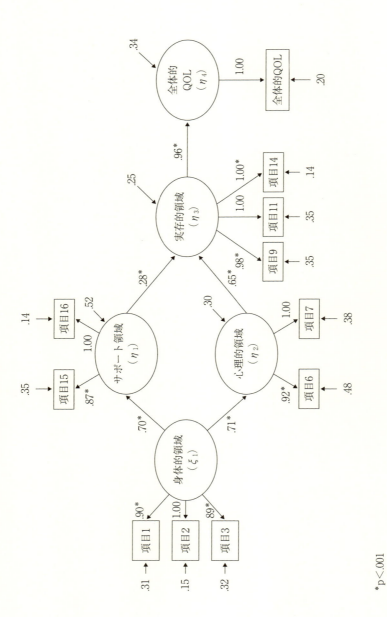

図 5-10 (b) 仮説モデル（基本形）の分析結果

*p＜.001

第5章　QOLの理論モデルの構築とその検証

と同じものである。言い換えると、修正指標は、仮説モデル Ver. 1 がより適合度の高いモデルであることを示したものであるといえる。

(2) 仮説モデル Ver. 1 の検証

図5-11（a）は、仮説モデル Ver. 1 を示したものである。前提となる理論モデルを基に、サポート領域から心理的領域へのパスが加えられた。そのためこのモデルは、仮説モデル（基本形）に加え、以下のような前提が仮定されている。

① サポート領域は心理的領域に正の影響を与える。
② サポート領域は心理的領域を通して実存的領域に間接的影響を与える。また同時に、サポート領域は身体的領域と心理的領域の間において媒介的役割を果たす。
③ 仮説モデル Ver. 1 は、仮説モデル（基本形）よりデータへの適合度が高い。

図5-11（b）は分析結果を示したものである。すべての観測変数の潜在概念への負荷は正値をとり有意であった。しかしながらサポート領域から実存領域へのパスは有意ではなかった。モデル全体の適合度については、すべての適合度指標の値は改善されていた。χ^2 値は、62.81（df=39）であり、χ^2 値差は有意に減少した（38.27）（p=.00）が、なお有意であった（p=.009）。また RMSEA（.051）も .050 以上であった。一方 AGFI（.959）、CFI（.981）、IFI（.981）は許容できるレベルであった。修正指標（MI）は、身体的領域から全体的 QOL の領域に直接的なパスを加えることを示していた。身体的領域から潜在的従属変数へ直截的な影響を加えるモデルは、仮説モデル Ver. 2 と一致していた。

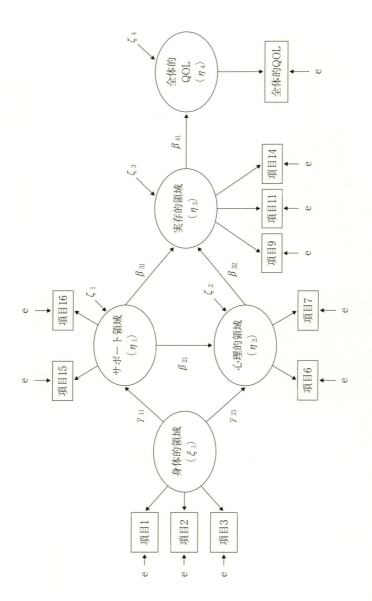

図 5-11 (a) 仮説モデル Ver. 1

第5章　QOLの理論モデルの構築とその検証

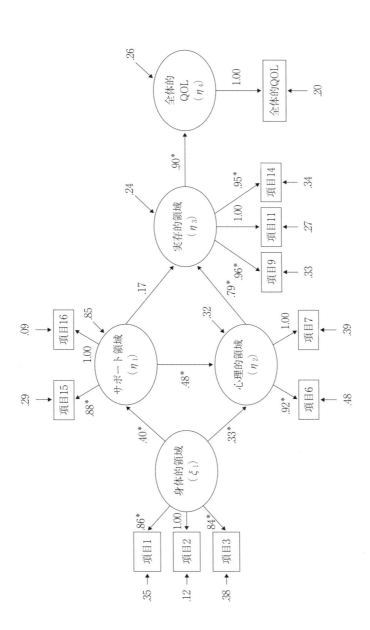

図 5-11 (b)　仮説モデル Ver. 1 の分析結果

*p＜.001

(3) 仮説モデル Ver. 2 の検証

仮説モデル Ver. 2 は、図 5-12（a）に示すとおりである。身体的領域から全体的 QOL 領域へ直接的影響を示すパスが加えられたものである。仮説モデル Ver. 2 に新たに加えられる仮説は以下のとおりである。

① 身体的領域は、心理的領域とサポート領域へ正の影響を与えるのと同時に、がん患者の全体的 QOL に、直接的な正の影響を与える：身体領域の満足度が高いほど全体的 QOL の満足度は高い。
② 身体的領域が全体的 QOL に与える正の影響力は、実存的領域が全体的 QOL に与える影響力より小さい。
③ 仮説モデル Ver. 2 は、仮説モデル（基本形）、仮説モデル Ver. 1 よりデータへの適合度が高い。

図 5-12（b）は、仮説モデル Ver. 2 の結果を示したものである。

すべてのパス係数は .73 から .97 の正の値を示しており、すべては 0.1％水準で有意であった。11 の観測変数のうち 9 の変数は .80 以上の負荷を示していた。

モデルの適合度指標は、このモデルのあてはまりがかなり良いことを示していた。χ^2 値は 48.91（df=38）であり、身体的領域から全体的 QOL にパスを加えたことによる χ^2 値の減少は有意であった（13.90, p=.0002）。有意確率（p=.110）は、クリティカルポイントである .050 を超えていた。AGFI（.968）、CFI（.991）、IFI（.992）は適合度が非常に良いことを示していた。基本モデルや仮説モデル Ver. 1 では許容範囲に至らなかった RMSEA も .035 であり、カットオフポイントである .050 を下回っていた。これらの結果から、仮説モデル Ver. 2 について、すべての仮説が支持されたと考えられる。

第5章 QOLの理論モデルの構築とその検証

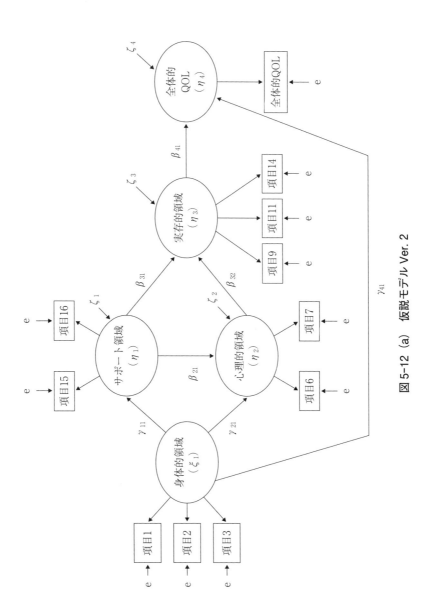

図5-12 (a) 仮説モデル Ver. 2

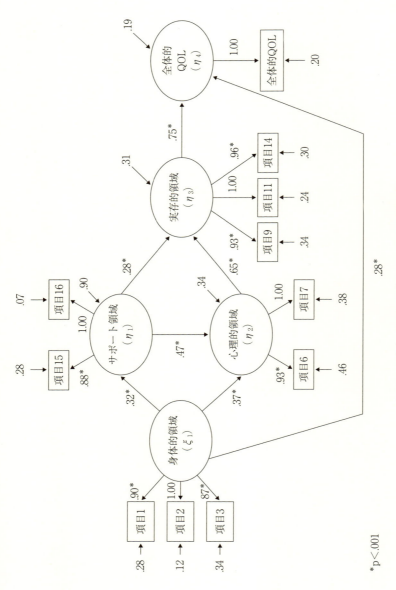

図 5-12 (b) 仮説モデル Ver. 2 の分析結果

*p<.001

第5章　QOLの理論モデルの構築とその検証

　表5-12は、3つのモデルの適合度を比較したものである。
　3つの仮説モデルを比較するECVI（.443）とAIC（104.9）は仮説モデルVer. 2が最も小さい値であった。以上のことから3つの仮説モデルの中で仮説モデルVer. 2が最も適合度が高いことが明らかになった。よって、仮説モデルVer. 2をがん患者のQOLの理論モデルとして採用する。

表5-12　仮説モデルの適合度指標の比較

構造モデル	χ^2	df	p	$\Delta\chi^2$	Δdf	RMSEA	GFI	AGFI	CFI	IFI	ECVI	AIC
仮説モデル（基本形）	101.08	40	.000	NA	NA	.083	.962	.937	.951	.952	.646	153.08
仮説モデル Ver. 1	62.81	39	.009	38.27*	1	.051	.976	.959	.981	.981	.493	116.81
仮説モデル Ver. 2	48.91	38	.110	13.90*	1	.035	.981	.968	.991	.992	.443	104.91

*p<.001

直接効果、間接効果、総合効果

　QOL理論モデルにおける各概念（身体的、心理的、サポート、実存的領域）の直接効果、間接効果、総合効果は、表5-13のとおりである。以下、効果の考察においては、小数点第2位までを報告する（カッコ内は標準化解）。

　身体的領域はサポート領域と心理的領域に有意な正の影響を与えていた。身体的領域からサポート領域への直接効果（γ_{11}）は.32（.31）、心理的領域への直接効果（γ_{21}）は.37（.43）であった。身体的領域によって説明されるサポート領域の分散は10%であった。このことは、サポート領域の分散の90%がモデルに含まれていない別の因子によって説明されることを示すものである。
　心理的領域は、身体的領域とサポート領域から直接的な影響を受け、身体的領域からサポート領域を介して間接的な影響を受けていた。身体的領域から心理的領域への直接効果（γ_{21}）は先に述べた通り.37（.43）であり、

サポート領域から心理的領域への直接効果（β_{21}）は .47（.57）であった。身体的領域がサポート領域を介して心理的領域に与える間接効果（$\gamma_{11}\ \beta_{21}$）は .15（.18）（t=4.49, p<.001）であった。そして身体的領域が心理的領域に与える総合効果（$\gamma_{21}+\ \gamma_{11}\ \beta_{21}$）は、.51（.61）（t=9.61, p<.001）で有意であった。心理的領域の分散の67％が、身体的領域とサポート領域によって説明された。

　実存的領域は、サポート領域と心理的領域の2つから直接的に有意な正の影響を受けていた。サポート領域が実存的領域に与える直接効果（β_{31}）は .28（.31）、心理的領域の直接効果（β_{32}）は .65（.59）であった。またサポート領域が心理的領域を介して実存的領域に与える間接効果（$\beta_{21}\ \beta_{32}$）は .30（.33）（t=4.60, p<.001）であった。サポート領域から実存的領域への総合効果（$\beta_{31}+\ \beta_{21}\ \beta_{32}$）は .58（.64）（t=11.19, p<.001）で有意であった。身体的領域は実存的領域に3つの間接的な影響（サポート領域を介する影響、心理的領域を介する影響、そしてサポート領域と心理的領域を介する影響）を与えていた。サポート領域を介する間接効果（$\gamma_{11}\ \beta_{31}$）は .09（.09）、心理的領域を介する間接効果（$\gamma_{21}\ \beta_{32}$）は .24（.25）、そしてサポート領域と心理的領域を介する間接効果（$\gamma_{11}\ \beta_{21}\ \beta_{32}$）は .10（.08）であり、身体的領域から実存的領域への総合効果（$\gamma_{11}\ \beta_{31}+\ \gamma_{21}\ \beta_{32}+\ \gamma_{11}\ \beta_{21}\ \beta_{32}$）は .42（.45）（t=8.32, p<.001）であった。

第 5 章　QOL の理論モデルの構築とその検証

表 5-13　MQOL 下位概念の直接効果、間接効果、総合効果

領域　　パス	効果	
	US	SS
サポート領域		
PHY→SU （γ_{11}）	.318	.309
心理的領域		
SU→PSY （β_{21}）	.466	.570
PHY→PSY （γ_{21}）	.365	.433
PHY→SU→PSY （$\gamma_{11}\beta_{21}$）	.148	.176
Total Effect of PHY→PSY （$\gamma_{21}+\gamma_{11}\beta_{32}$）	.513	.609
実存的領域		
SU→EX （β_{31}）	.276	.305
SU→PSY→EX （$\beta_{21}\beta_{32}$）	.301	.334
PSY→EX （β_{32}）	.646	.585
PHY→SU→EX （$\gamma_{11}\beta_{31}$）	.088	.085
PHY→PSY→EX （$\gamma_{21}\beta_{32}$）	.236	.253
PHY→SU→PSY→EX （$\gamma_{11}\beta_{21}\beta_{32}$）	.096	.078
Total Effect of SU→EX （$\beta_{31}+\beta_{21}\beta_{32}$）	.577	.639
Total Effect of PHY→EX （$\gamma_{11}\beta_{31}+\gamma_{21}\beta_{32}+\gamma_{11}\beta_{21}\beta_{32}$）	.419	.451
全体的QOL		
EX→QOL （β_{41}）	.746	.727
PSY→EX→QOL （$\beta_{32}\beta_{41}$）	.482	.425
SU→EX→QOL （$\beta_{31}\beta_{41}$）	.206	.200
SU→PSY→EX→QOL （$\beta_{21}\beta_{32}\beta_{41}$）	.225	.264
Total Effect of SU→QOL （$\beta_{31}\beta_{41}+\beta_{21}\beta_{32}\beta_{41}$）	.431	.464
PHY→QOL （γ_{41}）	.284	.298
PHY→SU→EX→QOL （$\gamma_{11}\beta_{31}\beta_{41}$）	.065	.069
PHY→PSY→EX→QOL （$\gamma_{21}\beta_{32}\beta_{41}$）	.176	.183
PHY→SU→PSY→EX→QOL （$\gamma_{11}\beta_{21}\beta_{32}\beta_{41}$）	.072	.075
Total Effect of PHY→QOL （$\gamma_{41}+\gamma_{11}\beta_{31}\beta_{41}+\gamma_{21}\beta_{32}\beta_{41}+\gamma_{11}\beta_{21}\beta_{32}\beta_{41}$）	.597	.625

注：US＝非標準化係数　　SS＝標準化解数
　　PHY＝身体的領域；SU＝サポート領域；PSY＝心理的領域；EX＝実存的領域；QOL＝全体的QOL
　　全ての影響力は0.1％水準で有意（p＜.001）

全体的 QOL に与える影響

各領域が全体的 QOL に与える直接効果、間接効果、総合効果をまとめたものが表 5-14 である。

表 5-14 全体的 QOL に対する各領域の直接効果、間接効果、総合効果

潜在変数	直接効果	間接効果	総合効果
身体的領域	.284 (.298)	.313 (.327)	.597 (.625)
心理的領域	--- ---	.482 (.425)	.482 (.425)
サポート領域	--- ---	.431 (.464)	.431 (.464)
実存的領域	.746 (.727)	--- ---	.746 (.727)

カッコ内は標準化解

(1) 直接効果

身体的領域と実存的領域の 2 領域はどちらも全体的 QOL に直接的な正の影響を与えていた。仮説モデル Ver. 2 における仮説のとおり、実存的領域が全体的 QOL に与える直接効果 (β_{41}=.75 (.73), t=14.01, p<.001) は、身体的領域の直接効果 (γ_{41}=.28 (.30), t=4.37, p<.001) より大きなものであった。

(2) 間接効果

身体的領域は直接効果に加え、全体的 QOL に間接効果を与えていた。間接効果は 3 つあり、それぞれ、サポート領域と実存的領域を介する間接効果 (γ_{11} β_{31} β_{41}=.07 (.07))、心理的領域と実存的領域を介する間接効果 (γ_{21} β_{32} β_{41}=.18 (.18))、そして、サポート領域、心理的領域、実存的領域を介する間接効果 (γ_{11} β_{21} β_{32} β_{41} = .07 (.08)) であった。身体的領域が全体的 QOL に与える間接効果 (γ_{11} β_{31} β_{41} + γ_{21} β_{32} β_{41} + γ_{11} β_{21} β_{32} β_{41}) は .31 (.33) (t=7.71, p<.001) であり、全体的 QOL に与える直接効果 (γ_{41}=.28 (.30), t=4.37, p<.001) より大きなものであった。また身体的領域が全体的 QOL に与える間接効果より、さらに心理的領域の間接効果 (β_{32} β_{41}=.48 (.43)) とサ

ポート領域の間接効果（$\beta_{31}\beta_{41}+\beta_{21}\beta_{32}\beta_{41}=.43(.46)$）のほうが大きかった。

(3) 全体的QOLへの総合効果

実存的領域が全体的QOLに与える直接効果（$\beta_{41}=.75(.73)$, t=14.01, p<.001）は、4領域の全ての直接、間接効果の中で最も大きかった。次に大きな影響を持っていたのは、実存的領域を介する心理的領域の間接効果（$\beta_{32}\beta_{41}=.48(.43)$）t=5.89, p<.001）であった。全体的QOLに与える総合効果は、実存的領域に次いで、身体的領域、サポート領域、心理的領域の順であった。このQOLの理論モデルによって全体的QOLの分散の81％が説明された。

共分散構造分析による尺度モデルと構造モデルの検証の結果、4領域10項目のMQOL尺度改訂版の信頼性・妥当性が確認され、がん患者のQOLを説明する理論モデルとして仮説モデルVer.2が妥当性のあるモデルであることが明らかとなった。

3. 考察

本研究での試みは、Maslowの欲求階層論とAlderferのERG理論からQOLの理論的枠組を構築し、信頼性・妥当性を備えたQOL尺度を開発し、それをがん患者を対象に検証するというものであった。ここで明らかになったことは、いくつかの点において、今後のQOL研究に貢献するものだと考える。まず、QOLを捉える理論的枠組みを構築したこと、そしてその理論モデルを検証したことである。繰り返しになるが、QOL研究は長年、その下位概念（領域）が帰納的に抽出され、各領域の指標となる項目が抽出されてきた。そのため研究の中心は開発された尺度の信頼性と妥当性の検証に終始していた。また全体的QOLと各領域との関係においても、並列に捉えられた各領域の個別の影響力を明らかにするにとどまっていた。本研究で明らかになったことは、一般欲求理論から導き出された

QOL モデルの下位概念 — 身体的、心理的、社会的/サポート、実存的/スピリチュアル領域 — が影響しあって全体的 QOL に影響を与えるというものであった。これは世界保健機関の「健康の定義改正案」に見られるように、下位概念のダイナミック（dynamic）な関係性を重視して健康を捉えようとする動きと一致している。またその関係性は、人が生きる上でのニーズ（欲求）を満たしていくこと、どのニーズを満たすことが重要であるかということに深くかかわっていたのである。

スピリチュアリティを含む QOL の理論モデルが、「人間の成長」に焦点を当てた欲求階層論と ERG 理論をその根拠としたのは、スピリチュアルペインがすべての人間の普遍的痛みであるという理解からである。スピリチュアルペインや実存的な苦しみは、何らかのきっかけで、どの人にも生じるものである。終末期のがん患者には、その危機的状況から特徴的にみられるものの、がん患者にだけにみられる特異なものではない。QOL は、特定の人の問題ではなく、全人として、すべての人の生の質についての問題なのである。したがって本研究において構築された QOL の理論モデルは、一般の人々にも当てはまるものと考えられる。しかし一方で、身体的痛みが直接全体的 QOL に影響を与えることなど、がん患者に特徴的な側面も示していた。

以下、本研究から明らかになったことを整理し、考察を述べる。

QOL 尺度について

QOL 尺度はさまざまなものが開発されてきたが、1990 年代後半からは、身体的、心理的、社会的領域に加えられる第 4 の領域として、スピリチュアリティや実存性がその下位概念として認められてきた。しかしながらそれが何を意味しているのかその議論はまだ十分とはいえない。これまで QOL 評価の必要性に迫られてきたのは、終末期にある人や重篤な状況にある人たちの臨床現場であった。スピリチュアルペインや実存的な痛みは、人生の危機的状況に顕在化することや、一人称であるその人自身が向き合うことを考えるならば、まさに実存的な苦悩を伴う「死」に向き合うがん患者が、尺度開発の対象者となってきたことには意味があるだろう。

第 5 章　QOL の理論モデルの構築とその検証

　人は、自らの存在そのものを問うとき、これまでの人生の意味や、これからの生き方を考える。実存的／スピリチュアルなニーズは、生きることに直面する際、表出するからである。
　MQOL は質問項目は少ないものの、QOL の下位概念として身体的、心理的、サポート、実存的領域の各指標は高い信頼性・妥当性を示していた。実際、がん患者のような重篤な状況にある人の QOL を評価する際、回答に時間のかかる質問紙を用いることや複雑な回答を求めることは、その信頼性においてだけでなく、倫理的にも大きな問題をはらむことになる。MQOL の 16 項目尺度は、そのようながん患者の状況を考慮したものであり、患者にとって使いやすい体裁で作られていた。しかし本研究の尺度検証において、MQOL は、さらに項目数の少ない 10 項目の尺度となった。尺度検証のプロセスで、MQOL の 16 項目のうち 3 項目が、単一因子モデルにおいて複数の誤差相関や信頼性の低さから削除され、また尺度全体の確証的因子分析によって下位概念に収束しない 2 つの項目が除外された。さらに「身体的良好さ」の妥当性の検証によって、この因子（1 項目）が除外された。がん患者の QOL を捉える MQOL 尺度は、下位概念として身体的症状領域、身体的良好さ、心理的領域、サポート領域、実存的領域の 5 領域を 16 項目で構成されていたが、本研究における各下位概念の確証的因子分析と尺度モデルの検証によって、MQOL 改訂版は、身体的領域、心理的領域、サポート領域、実存的領域の 4 領域 10 項目で QOL を説明できることが明らかになった。
　全般的な「身体的良好さ」の領域が QOL の下位概念として除外されたことは、ある意味当然の結果とも言える。なぜなら、身体的症状の不快感の評価は、その本人の全般的な健康の評価と重複するからである。サポート領域、心理的領域、実存的領域については、それぞれの領域を表す具体的項目によって評価されており、各領域についての全般的良好さをたずねる項目（たとえば、「あなたは心理的にどの程度良好だと感じていますか」という項目）は含まれていない。身体的良好さをたずねる単一質問項目は、他の下位概念の質問項目と比べても異質であり、全般的な身体的良好さをたずねる質問は、尺度モデルの中に余分な情報を取り込んでいたと考えられ

る。したがって身体的良好さをたずねる1項目で構成される因子を除外したことは論理的にも妥当である。

QOLのように主観的な概念を捉える尺度は、主観を表す多くの指標を同時に取り入れ、質問項目を増やすことで概念全体を説明しようとする傾向が強い。しかしながら、Hayduk（1996）が、1つの概念を的確に捉える2つの指標を得ることは非常に難しく、ましてや1つの概念（潜在変数）を的確に捉える3つの指標を見つけることは稀であると言うように、その概念を的確に表す指標の検討にエネルギーが注がれるべきだろう。その意味で、項目数が少なく、重篤な患者が回答しやすい尺度の開発は、QOLの本質を見いだしていく際重要なツールとなるだろう。

構造モデルについて

共分散構造分析は、理論的枠組で作られたモデルをテストすることを可能にする。本研究では理論から導き出された仮説モデル —— 仮説モデル（基本形）、仮説モデル Ver. 1、仮説モデル Ver. 2 —— の検証をがん患者を対象として行った。その結果、患者の身体的ニーズが満たされていると感じるほど、心理的ニーズが満たされ、支えられているという（サポート）感覚は大きくなる。また、支えられている（サポート）感覚が大きいほど、心理的ニーズが満たされ、実存的ニーズも満たされる。そして実存的ニーズが満たされているほど、全体的QOLが高いのである。しかし、これは、がん患者のニーズが具体的ニーズから抽象的ニーズへと段階的に変化するというより、重篤な病気によってその重要性が変化すると考える方が理論的に妥当だと考える。図5-1で示したように、終末期の患者にとって、もはや食事や寝る場所といった基本的なニーズを満たすことはそれほど重要ではなく、むしろその関心は、迫ってくる死や、自分自身の存在そのものに向けられる。つまり、ある領域のニーズを満たしたいという動機は、下位のニーズが満たされることで生じると考えるより、むしろその重要性の変化から生じると考えられる。ここでいう重要性とは、ニーズを満たそうとする動機の強さである。死にゆく人のニーズが、他のニーズに比べ、生きる意味や死に関わるニーズが高いとすれば、それは下位のニーズ

が満たされたか否かに関わらず、その人にとって実存的領域の重要性が他の領域に優先しているということを意味している。したがって、重要性の高い領域のニーズが満たされることで、人生の満足度（全体的QOL）は高くなるのである。QOLの理論的枠組は、MaslowとAlderferの欲求理論を基に構築されたものであるが、これは欲求の重要性（あるいは重要性の変化）として捉えなおすことができるだろう。そのように考えると、実存的領域におけるニーズが全体的QOLに影響を与えるモデルは、その領域がどれほど重要であるかを示している。つまり、実存的領域が全体的QOLに直接与える影響には、下位領域のニーズから独立して希求された実存的ニーズが含まれているのである。また、身体的領域が、直接、全体的QOLに影響を与えていることも理解できる。がん患者は、身体的痛みや不快感といった身体症状からの解放が重要なニーズの一つなのである。がんの積極的治療から疼痛緩和への移行は、がん患者にとってQOLに直接影響する重要な課題であることが示された。

　また、がん患者のQOLに最も大きな影響を与える領域が実存的領域であったことは重要な結果である。がん患者にとって重要性の高いこの領域が、長年QOLに含まれてこなかったことは、がん患者が全人として評価されてこなかったことを示している。がん患者の実存的／スピリチュアル領域は、それが意味するものは何かという議論を含め、さらなる関心が向けられる必要があるだろう。以下、多少の重複はあるが、各領域について分析結果から考察を加えたい。

サポート領域について

　サポート領域から心理的領域に加えられたパスが示す関係性は注目すべきである。これはサポート領域の主観的評価が心理的領域の主観的評価に影響を与えていること、つまり人や環境から受ける「支えられている」という主観的感覚が、心理的な安定につながることを示している。サポートについてはこれまでの研究でも、量的サポート（どのぐらいのサポートをもっているかという数）ではなく、どれほどサポートされているかという主観的感覚が、心理的な欲求満足度に有意な影響を与えていることが明らか

になっている（Ducharme, 1994; Maslow, 1987; Oxman 他, 1992）。つまり患者の、サポートされているという主観的満足度が高いほど、心理的ニーズに対する満足度が高くなる。またサポート領域が、実存的領域に最も大きな影響を与えていた点は重要である。この結果が意味することは、患者自身が「支えられている」と感じる主観的な感覚が、患者の実存的QOLを増進する最も重要な要因であることを示している。さらに、サポート領域について考察すべき重要な点は、サポート領域の撹乱変数の値が非常に大きかった点である。サポートに関しては、何らかの重要な変数が取り入れられていないことが考えられる。つまり患者のサポートのニーズは、モデルに含まれていない外生的な因子によって満たされる可能性が高いのである。これまでの研究では、社会的情緒的な関係性（たとえば、病気について語ることができるような場や関係性）や、情緒的サポート、あるいは社会資源へのアクセスなどが、患者のサポートニーズへの満足度に影響を与えていることが示されてきた（Bloom, 1984; Dobkin & Morrow, 1986; Smith 他, 1986）。今後、サポート領域を満たすことに貢献する新たな要因について、さらに研究をすすめる必要があると言える。

心理的領域について

心理的領域は全体的QOLに直接影響を与えることはないものの、QOLモデルにおいては重要な役割を果たしていた。心理的領域はサポート領域から影響を受け、実存的領域に影響を与えていた。つまり心理的領域は、サポート領域と実存的領域の間の媒介的役割を果たす領域なのである。サポート領域が、心理的領域を介して実存的領域に与える間接効果（.334）は、サポート領域が実存的領域に与える直接効果（.305）より大きい。さらに、心理的領域が実存的領域に与える直接効果（.585）は、サポート領域が実存的領域に与える直接効果（.305）よりも大きい。つまり、患者の心理的領域の満足度は、彼らの実存的領域の満足度に大きな影響を与えているのである。そして患者の主観的サポート感覚は、彼らの心理的領域の満足を経て実存的ニーズの満足度に有意な影響を与えていると考えられる。

実存的領域の分散の70％は2つの媒介する領域、心理的領域とサポー

ト領域によって説明された。このことは2つの領域がこのモデルの中で重要な役割を果たしていることを示すものである。患者の主観的なサポート感覚や心理的良好さを増進することは彼らの実存的領域における主観的満足度を向上させることにつながるからである。そしてその実存的ニーズが満たされることによって、全体的QOLが向上するのである。

身体的領域について

身体的領域は、間接的にも直接的にも全体的QOLに影響を与えていた。先に述べたように、これは人が病気になることを考えると当然のこととも考えられる。人が病気になると身体的苦痛を感じ、それを取り除きたいというニーズが生じる。そのため、身体的ニーズがどれだけ満たされるかは全体的QOLにとって重要な要因となるからである。分析結果として示された、身体的領域から全体的QOLの有意なパスは、がん患者にとって身体的ニーズが満たされることが全体的QOLに直接影響与えるという仮説を支持したものである。これは、身体症状の主観的評価の程度が、がん患者のQOLに影響を与えるというこれまでの研究結果に一致したものである（Ferrell 他, 1991; Padilla 他, 1990）。しかし、身体的領域が全体的QOLに与える直接効果より、その間接効果のほうが大きかった。また身体的領域から全体的QOLへの直接効果は、実存的領域が全体的QOLに与える直接効果と比べて、かなり小さいことも明らかになった。これは、がん患者にとって身体の痛みから解放されたいというニーズが満たされることより、実存的なニーズが満たされることの方が、全体的QOLにとって意味があるということであり、実存的領域の重要性を示すものである。

実存的領域について

実存的領域がこのQOLの理論的枠組の中でどのような働きをしているかを考察することは重要である。第4章ですでに述べたとおり、多くの研究者は長い間、スピリチュアル領域（実存的領域）を、がん患者のQOLの下位概念として考慮することをしてこなかった。その意味で、1990年代のQOL研究においてすでにCohen ら(1996a)やMcMillan & Mahon(1994)

が、実存的領域を QOL の重要な下位概念と位置づけていたことは注目すべきである。さらに、理論に基づいて組み立てられた QOL モデルにおいて、実存的領域の重要性が明らかになったことは、患者の QOL を理解する上で大きな発見であったと考えられる。実存的領域が全体的 QOL に与える直接的な影響（直接効果）は、本モデルのすべてのパス係数の中で最も大きな値を示し、各領域から全体的 QOL への総合効果と比較しても、最も大きかった。また全体的 QOL の分散の 80% は実存的領域によって説明されていた。つまり、人生の意味、成長への力、超越性といったものは、人がひとたび病気になったとき、その重要性を増す（Mount & Cohen, 1995）といわれるように、実存的領域は、がん患者の全体的 QOL に重要な役割を果たしていることが明らかとなったのである。欲求階層論や ERG 理論の最後の成長段階にみられるように、また Frankl や Erikson が主張するように、人は身体的にも、環境的にもどうにもならない絶望的な状況においても、そこに意味を見いだすことや自己から超越することで、なお主体的に生きることができることを示唆している。

　これらの結果は、QOL 研究において実存的／スピリチュアル領域を含めていくことの重要性と、実存的領域が何を意味するのかについて、さらなる研究の必要性を示すものである。

　本研究における一連の共分散構造分析の結果、仮説モデル Ver. 2 はがん患者の QOL の理論的モデルとして妥当であることが実証された。しかし、人はがん患者として存在するのでなく人として存在するのである。そのことを考えると、一般理論から導き出された QOL の理論的枠組が、がん患者に当てはまったことは当然の結果だと考えられる。しかしながら、がん患者に特有な側面として明らかになった側面がある。それは身体的症状の主観的な捉え方が、全体的 QOL に直接影響を与えるという、身体的 QOL と全体的 QOL の関係である。これはがん患者にとって緩和を含めた身体的アプローチの重要性を示したものである。がん患者の QOL は、あくまで一人の人間として考えなければならないものであるが、がんという疾患がもつ特殊な側面もまた考慮されなければならないのである。

第5章　QOLの理論モデルの構築とその検証

しかし逆に、身体的症状の緩和によって身体的QOLが向上すれば、全体的QOLが向上するというのでもない。身体的領域が全体的QOLに与える直接効果はその間接効果より小さい。サポート領域、心理的領域、実存的領域を介する身体的QOLの間接的影響は、直接的影響と同様に重要なのである。

調査の限界

調査はQOLの新たな理論的枠組を明らかにしたものであるが、ここには、いくつかの限界がある。まずひとつはサンプルの問題である。調査で用いられたサンプルがすべてのがん患者の特性を代表するものではないということである。質問紙に答えられないほど状態の悪い患者はサンプルから除外されている（4.8%）。また、病院に来ることができない患者は、最初からサンプルの対象になっていない。さらに重要なことは、120人の患者が調査への協力を拒否したことである。具体的な理由は特定されていないものの、それらの患者が自身の主観的な感情を表現することを不快に感じたり、精神的にも身体的にも質問に答えることができないほどの状況であったことが考えられる。このように病院に来ることができない患者や質問紙を完成させることができない患者は、本来この調査において重要な対象となったはずである。身体的、精神的状況の悪い患者を含めてどのように調査を実施していくかは今後の重要な課題である。

実際、このような調査でどのように対象者を獲得するかは大きな問題である。症状の重い患者を調査の対象とすることには、方法論だけではなく、倫理的にも大きな問題をはらんでいるからである。短く答えやすい質問紙を作ること、たとえば今回の10項目と全体的QOLで構成された改訂版MQOL尺度などは、この問題を解決する1つの方法になるかもしれない。

もうひとつは、調査を行ったカナダの保険制度についてである。サンプルはカナダのRoyal Victoria HospitalのOncology Day Centerで集められたものであり、カナダの患者は日本と同様、国民皆保険によって治療を受けることができる。このような状態は、QOLに肯定的な影響を与えて

いると考えられる。ある意味、日本においては同様の状況と言えるが、しかしこの結果をすべての国に当てはめることができない。またサンプルの人種構成においてもヨーロッパ系アメリカ人が70％以上であり、教育歴も高く、約半分が短大や大学に通っており、80％以上が配偶者やそれ以外の家族と同居していた。さらにサンプルはすべて、質問紙が作られた英語またはフランス語に堪能であった。この結果は少数派民族や教育レベルの低い人たちが排除された可能性を否定できない。異なる文化の中では病気やQOLに対する見方も異なることが考えられるため、多様な文化、経済的、教育的背景においても尺度の信頼性・妥当性の検証は必要である。MQOLは、これまでに開発されたQOL尺度の中で、北米、アジア、ヨーロッパ等、もっとも多様な文化圏、言語圏でその信頼性・妥当性が検証されている尺度である。しかしながら文化差だけではなく、社会経済的地位を含め、人としての普遍性と多様性をどのよう研究に取り込んでいくかは、今後の課題となるだろう。また日本において、MQOLを用いる際には、ワーディングについても慎重に考えなければならないだろう。すでに翻訳された尺度があるものの（Tsujikawa 他, 2009）、英語の質問項目の意味するところが、日本語または日本文化の文脈の中で同様に扱われているかについて、更なる検討が必要であると考える。

　以上のような理由から本調査の結果を一般化することには慎重でなければならない。しかし、サンプルの代表性の問題や外的妥当性の問題はあるものの、一方で、対象者については、20種類以上のがん患者を網羅していたことや、がんのステージが幅広く捉えられたこと（抗がん剤治療、フォローアップ治療、緩和ケアなど）等は評価できる。このように、解決すべき問題はあるものの、これらのサンプルを用いてQOLの理論的モデルを検証することができたことには意味があったと考える。今後レプリケーションが必要であり、それによってさらに精度の高いモデルを導き出すことが重要である。

　次に、分析における課題について述べる。
　本調査では現在治療中のがん患者とフォローアップ中の患者との比較研

究を行うことができなかった。Cohen ら（1996a）の研究では、がん患者のグループとがんでない患者のグループを比較した結果、がん患者のグループのほうが、全体的 QOL に対する実存的領域の影響が大きいことが明らかとなった。本調査においても、グループ間の比較が望まれるところであったが、サンプルの問題から、グループ間比較をすることができなかった。その理由は次のようなものである。グループ比較をする場合にはその前提としてがん患者とそうでない患者を明確に分けなければならない。Cohen ら（1996a）の研究では、がん患者グループとがんと特定されないグループが比較されていた。しかし、がんと特定されないグループの中に、抗がん剤治療を受けている患者が含まれていた。また、がん患者のグループの中に、すでに回復期にある患者が含まれており、2 つのグループは明確に分けられていなかった。つまり 1 つのグループの中に異なる身体的・心理的状態の患者がいる可能性があった。そのため患者を 2 つのグループに分けて比較することはできなかった。

　次に、今後このモデルをさらに妥当性の高いモデルに発展させていくことの重要性があげられる。共分散構造分析は特定された変数間の関係をテストするものである。あくまで提示されたモデルの適合度が示されるものであり、テストされたモデルのみが、理論的に妥当であるという結論を導き出すものではない。サポート領域で明らかになったように、モデルに含まれていない潜在変数を説明する外生変数があることも考えられる。これについても、理論に基づき、変数の探索を含めた新たなモデル開発が必要になるだろう。

　同様のことは、尺度モデルについてもあてはまる。二次データの分析においては、信頼性の低い項目を削ることはできるが、信頼性の高い新たな変数を加えることができない。つまり、信頼性のある項目が、もとの尺度に採用されていない可能性があるということである。本調査で妥当性の低い概念（心理的領域）は、その潜在変数を捉える的確な観測変数が加えられていなかったために生じた可能性がある。具体的には、先行きの不安に関する項目 8 と自分らしさの項目 13 が尺度から除外されたことがあげられる。これら 2 つは、複数の因子を説明する指標とみなされたからである。

共分散構造分析においてはこのような複数の因子を代表する指標は、新たな潜在変数を想定する根拠がない限り、モデルの単純性の観点から除外しなければならない。しかしながら今後の研究においては、これらの変数がもつ特徴を表す因子を探索することも必要である。それによって、削除された項目（観測変数）を、そのモデルの中に組み入れることができるからである。実際、項目 8 も項目 13 もそれぞれの因子のある部分の分散を説明していた。したがってさらにその性質を表す変数を加えることができれば、妥当性の認められる因子が増えることも考えられる。たとえば「あなたは毎日の生活にどのぐらい不安を感じていますか」（心理的領域）や、「あなたは死を恐れていますか」（実存的領域）などに改訂された質問肢を用いることなどである。潜在変数の指標として信頼性・妥当性のある変数を探求することや、質問紙やワーディングを改良していくことは、尺度の開発にとって重要である。このような共分散構造分析の限界は、今後の QOL 研究において考慮しなければならないものである。

今後の研究への示唆と提言

共分散構造分析はモデル全体の評価とモデルの適合度についての議論を可能にする分析方法である。この分析方法を用いることによってミクロな視点からより全体的な視野に広げて QOL を研究することが可能である。多くの研究者は、いくつかの変数を、身体的領域、心理的領域、社会的／サポートの領域から選び出し、その変数が患者の QOL を予想するかどうかについて研究してきた（Andrews & Halman, 1992; Molzahan 他, 1997; Newsom & Schulz, 1996）。これらの変数間の関係と全体的 QOL の関係を検証し、独立変数が従属変数である QOL をどの程度説明するかを検証することは重要である。しかしそれだけでは QOL 全体の姿は見えてこない。たとえば、ある研究者が、痛みという身体的領域の変数と全体的 QOL の間に有意な関係性を見いだし、全体的 QOL にとって身体的良好さが重要であると結論づけたとしよう。この種の研究には 2 つの問題がある。ひとつはその研究者がいくつかの変数を取り上げているだけで、その変数がどれほど身体的良好さという潜在概念を捉えているかを検証していないとい

う点である。2つ目は、たとえその尺度に信頼性・妥当性が認められていたとしても、この結果は全体のQOLモデルの一部分を捉えたにすぎないということである。

　ひとつの現象を説明しようとするとき、尺度開発と理論構築は必須のものとなる。QOL尺度についていうならば、これまで複数領域のQOL尺度が開発されたとはいえ、QOL尺度としてゴールドスタンダードのようなものは未だ存在していない。このような状況が長く続いていることは、次の2点から説明することができる。ひとつは理論的根拠に基づいて抽出された変数が少ないという点、そしてもうひとつは、従来の伝統的な信頼性と妥当性のテストは尺度誤差と誤差相関を考慮していないという点である。その結果、信頼性のない変数、あるいは冗長な変数が尺度の中に加えられたままになっているのである。本調査で用いたオリジナル版のMQOLも同様であった。

　共分散構造分析はこのような問題を解決するのに有効な分析方法であると言える。潜在変数を誤差フリーの状態にすることで、ランダムではない、システマティックな誤差を見いだし、誤差の大きさや共分散を捉えることを可能にする。このように共分散構造分析は、観測変数（質問項目）と概念（因子）の信頼性と妥当性を検証する方法論としてすぐれたものである。信頼性と妥当性のあるQOL尺度を開発することは、がん患者のQOLを明確にしていくことに貢献するものであり、調査手法や分析についての検討が重要だと考える。

　理論構築については、研究者は質的な調査にも焦点を当てなければならないだろう。がん患者のQOLを真の意味で説明できるのは、QOLを問題とする彼ら自身である。Kübler-Ross（1969）がかつてそうであったように、研究者はがん患者自身から彼らのQOLについて学ばなければならない。彼女の質的研究は、それまで触れてこなかった死にゆく人の特徴や防衛機制を明らかにした。がん患者をインタビューすることや観察することは研究者が理論的枠組を作り上げていくことを助けるものであり、またQOLの構造を明らかにしていく助けにもなるだろう。理論的枠組の構築

は、研究者に、そのモデルに含まれるべき概念についてヒントを与えてくれるだろう。ひとたび研究者が概念やモデルを見いだすことができたなら、そのモデルから変数を導き出すことはより容易になる。そして導き出された変数が、信頼性・妥当性のある指標としてその概念を代表しているかを検証することが可能となるのである。

　ここ2、30年の間、医療領域の研究者は、患者の身体的状態とQOLの関係に焦点を当ててきた。また心理学領域にある研究者は、その心理的状態とQOLの関係に焦点を当ててきた。しかしシステム論的な見方からすると、QOL研究には学際的アプローチが必要であるということは明確である。QOL研究は、ある特定の領域における変数に固執することなく、より学際的なアプローチから変数を抽出すべきである。臨床現場では、ホスピスケアに代表されるように学際的なアプローチがなされているものの、QOL研究においては、まだそのようなアプローチが実現していないのが現状である。QOL研究において、信頼性・妥当性の高い変数を見いだしていくためには、研究者は患者を人、「全人」として見ることが必要であり、学際的視点からQOLに迫る必要がある。そのような姿勢が、研究者をQOLの理論的枠組みの構築へと導いていくのである。

第6章
死生学とQOL

1. QOLとスピリチュアリティ

　はじめにQuality of LifeのLifeは、「生活」の質ではなく「人生」の質であると述べた。QOLは、日々の生活を充実させるための指標というより、いかに生きるかという人間の本質的な意味を問う概念である。人が、その人生を振り返るとき——それは病気や障害をもったとき、どうにもならないような困難に出会ったとき、また自分自身の死に向き合うような危機的状況において——自らが問われるのは、それまでどのように生きたか、その生き方である。それは何を成してきたかよりもむしろ、何を大切に生きてきたのか、また生きるべきであったのかという問いであり、また苦難の中にある自分自身の存在をどのように受け止め、そこに自らの存在意義を見いだすかという課題である。このように生き方の問題としてQOLを見るとき、スピリチュアル/実存的領域は、生活のレベルを超え、生き方の問題として、私たちに一人称として迫ってくる。QOLは、人間存在そのものをどのように理解するかについてホリスティックな視点を提示するのである。

　このように考えると、QOLの下位概念であるスピリチュアル領域は、人間の生き方において中心的役割を果たすといえる。このことは本書で示したQOLの理論的枠組の検証によっても明らかとなった。危機的状況にある人の全体的QOLに最も大きな直接的影響を与えていたのは、スピリチュアル/実存的領域だったのである。自らの存在をどのように捉えるの

か、人生にどんな意味を見いだしていくのか、それがQOLにもっとも貢献するものなのである。私たちは自分自身の問題（一人称）として、自分の周りの人に関わる立場（二人称）として、また社会を構成する一員（三人称）として、全人的視点とスピリチュアリティの重要性に気づかなければならないだろう。

　本書で検証したQOLの理論的枠組みは、Maslowの欲求階層論とAlderferのERG理論に基づくものであった。人間の欲求が低次から高次へ移行するという前提は、人間の生物学的生存の優位性を根拠としている。人間が肉体をもつ存在であることを考えると、低次欲求が高次欲求より重要性が高いという前提は、ある意味自然である。しかしながら、人間の欲求は常に低次なものから高次なものへと希求される（低次欲求が満たされることが次の欲求の動機となる）とは限らない。下位領域が満たされていることが、実存的領域を満たすことの絶対条件になるのではない。むしろ低次欲求が満たされなくても（あるいは満たされないがゆえに）、高次欲求である成長欲求を満たすことで、自分自身の存在意味や存在そのものに満足感を得ることは可能である。実際、人はさまざまな苦境の中で、低次欲求が満たされないことを甘受しつつ、高次欲求を満たそうと試みるものである。QOLの理解には、欲求の階層的理解に加えて、その領域の重要性の議論が必要となるだろう。人が低次欲求にその重要性を見いだせないとき、低次欲求に対する動機はもはや存在しない。人間の欲求とそれを満たそうとする動機は、その重要性によって決定されるものであり、必ずしも低次から高次へ移行するとは限らない。またQOLの3つの下位概念（身体的、心理的、社会的領域）を満たすことに、もはや関心が生じない状況においては、低次欲求が満たされないことへの葛藤は生まれない。死にゆく過程において、そのことはより明確であるといえよう。

　このことは、人間の苦しみと成長に向き合った先達たちの言葉によって示されている。Frankl（1977）は、人生は意味に満ちたものである。苦悩の中にあってもまた死を迎える最期の瞬間までも、人生の意味は存在し続け、人は人生からの問いに責任をもって応答することでその意味を見いだしていくと主張する。またMaslow（1968, 1971）は、自己実現とは、何か

ができること、人から評価されることに価値を置くような利己的なものでなく、自我の枠踏みを超えた存在の本質的価値に向けられるものであるとし、ものや人が在ること（存在そのもの）、その本質に価値を見いだすことであると主張する。また彼は、幸福は現実生活の中で苦悩する体験を通じてはじめて得られるものであり、人間はもって生まれた生物的条件を担いながらもなお、能動的主体者として人生を送ることができると、人間の本質的価値を主張する。Erikson（1997）もまた Tornstam（1993）に同調し、意味を求めて生きる人間にとって、科学的合理的視点からの解放によって、人は超越的神秘的視点に移行する。そのとき、たとえ苦境の中にあっても人生の満足度は増加するという。Kübler-Ross（2000）は寝たきりの晩年を経験する中で、その終末期に、自らを明け渡すことが人間の最後の課題のひとつであるとのメッセージを残している。彼らの主張は、そもそも人間存在が何であるかについての議論を喚起するものである。

2. スピリチュアルペインへの関わり

では QOL にとって重要な領域といわれるスピリチュアル領域への関わりとはどのようなものだろう。人間の根源的な苦しみへの関わりは、2つの側面から考える必要がある。ひとつは、専門職者としての関わりであり、もうひとつは一人の人間としての関わりである。

専門職者の関わり

医療、看護、福祉等の対人援助領域における専門職者は、困難に向き合う人たちに介入し、その QOL を向上させることに関心を寄せてきた。特にスピリチュアルペインは緩和医療/緩和ケア、ターミナルケアの現場において注目され、近年そのケアの重要性が謳われている。また研究領域においても、スピリチュアリティと QOL の関係や、スピリチュアルペインのアセスメントや評価方法などが注目されている。

筆者のバックグラウンドであるソーシャルワーク領域においても、その

実践が常にクライエントの人間理解を根底に置くことから、一人称の中心となるスピリチュアリティの重要性が注目されてきた。Canda ら (2010) は、Spiritually-Sensitive-Social Work (SSSW)、つまりスピリチュアルな領域に感受性をもちスピリチュアルペインに敏感なソーシャルワークの必要性を主張してきた。そもそもソーシャルワークの対象は、病気、障害、貧困、虐待等に代表される、人と社会との相互作用における問題である。その背後には、「なぜこのような苦しみを味わうのか」、「生きる価値などない」、「誰にも愛されていない」といった自分自身の存在を問うスピリチュアルペインが隠されている。したがって、SSSW では、具体的な問題を評価するだけでなく、その奥底にある人間としての苦しみを認識することが必要である。そのためには、専門職者としてのスピリチュアリティに関する知識や技術の習得が必須である。

　まず知識として必要なのは、身体的、心理社会的痛みのその根底に、その人の存在そのものを揺るがす痛みであるスピリチュアルペインがあることを認識することである。これまでに述べた議論はもとより、実践領域において、スピリチュアルペインをどのように捉えるのか、スピリチュアリティは実践の各場面にどのように表れるのかを知識としてもっておくことが重要である。ところが日本の社会福祉教育においては、スピリチュアリティについての学びを得る機会は極めて少ない。これは社会福祉教育のみならず、保健・医療における専門教育においても同様であろう。

　アメリカではソーシャルワーク実践においても教育においても、既にスピリチュアリティに焦点が当てられている。National Association of Social Workers (NASW) の倫理綱領や、アメリカのソーシャルワークプログラム認定評価機関である The Council on Social Work Education (CSWE) ではその多様性に関する実践ガイドラインで、スピリチュアリティや宗教についての理解とそれを踏まえた実践の必要性が強調されている。CSWE は 2011 年に "The CSWE Religion and Spirituality Work Group" を発足させ、クライエントやコミュニティの多様な宗教とスピリチュアリティに考慮した倫理的で効果的なソーシャルワーク実践を促進している (Sheridan, 2012)。そして、宗教とスピリチュアリティについて、その理論、多

第 6 章　死生学と QOL

様性、スピリチュアルな実践、アセスメント、介入、送致と協同、組織・機関や地域での実践、社会政策とアドボカシー、国際実践、実習教育、倫理、調査法、セルフケアを含む個人的成長のすべてに教育基準が定められている。一方で、一人称の価値観の根拠ともいえるスピリチュアリティについて、ソーシャルワークが関与することへの議論もある。それは、価値を取り上げることはソーシャルワーク実践になじまないという主張である。しかし Canda ら（2010）が言うように、ソーシャルワークのような対人援助専門職は、価値自由な職業ではなく、倫理綱領に謳われているように人間の尊厳や人間の成長を信じるという価値に関与する専門職である。第 1 章で議論したように、重要なのは、その価値志向が、価値観の押しつけや排除に向かうのでなく、多様な価値観を尊重し理解する方向に向かうことなのである。現代社会では、いのちの価値もまた相対化されている。したがって、ソーシャルワークのもつ根源的価値である人間の尊厳やいのちの尊厳についても、そもそも価値が示すものが何であるのかという、根本的な議論が今後は求められることになるだろう。

　そこで日本の状況をみてみると、社会福祉専門教育のプログラムにスピリチュアリティや個人が保持している価値観の吟味などは含まれていない。それは社会福祉教育だけでなく、看護教育においても同様である。対人援助や SSSW 実践のためには、このような教育プログラムの開発は必至である。

　人の苦しみに関わることの重要性が注目され、また SSSW が実践されていく中で、研究においても臨床現場においても、スピリチュアリティやスピリチュアルペインをアセスメントするための尺度が用いられ、その評価がなされてきた。特に看護領域では、ターミナルケアにおけるスピリチュアルケアへの関心が高く、日本でもスピリチュアルペインのアセスメントツールの開発が試みられてきた（田村，2006; 田村他，2012）。また世界保健機関（WHO）が、緩和ケア定義に QOL 向上のためのスピリチュアルケアを明示したことから、スピリチュアルペインを評価し介入することの重要性は、近年、特に強い関心がもたれてきた。このようにスピリチュアリティに焦点があてられたことで、今まで見過ごされていた人間の根源的

痛みへのアプローチが可能になったことは、ソーシャルワーク実践を含む対人援助領域における大きな進歩であると言える。しかしながら、スピリチュアルペインへの関わりがアセスメントをもとに、専門的な援助の対象としてなされることについては、注意しなければならない点がある。

保健・医療・福祉の専門領域において、尺度やアセスメントシートが開発され、より的確にスピリチュアルペインが評価されることは重要である。しかしこれが行き過ぎると——つまり、スピリチュアルペインがアセスメントツールによって明らかになるという立場を絶対視すると——、西洋近代医学が人間を分断してきた還元主義的アプローチと同じことが繰り返される可能性がある。そもそもWHOの健康の定義改正案にspiritual well-beingが加えられた経緯は、従来Body-Mind-Spiritが統合されていた「全人」が、科学の進歩によって分断されてしまったこと、またその結果Spiritが人間理解や健康の理解からそぎ落とされてきたことへの反省によるものである。にもかかわらず、Spiritの領域を、またしても科学的アプローチやアセスメントが支配することになれば、これまでと同じように、科学的視点による人間理解が繰り返されることになる。Sulmasy (2002) が主張するように、人は関係性において生きる存在である。人のもつ内的・外的関係性の評価は、他者のアセスメントや科学的介入によってすべてが把握されるものではない。QOLの本質的部分であるスピリチュアリティは、人間が科学的アプローチを駆使しても、完全に理解することができない一人称の固有な領域であることを了解することが必要なのである。研究においても実践においても、また自分自身に向き合うときも苦しむ人に寄り添おうとするときも、わからないという保留がスピリチュアリティの本質的意味に近づく道なのである。

Kübler-Rossの言葉は、これを示すものである。彼女が死にゆく人の5段階理論を発表して以降、臨床家はこぞって、末期患者をこの段階に当てはめて評価した。それはたとえば、怒り段階の次には取引の段階が来るはずだ、抑うつの段階の次には受容が来るはずだ、というような画一的な見方である。また患者の死後、彼（彼女）が受容の段階に至ったかどうかについて、医師や看護師たちが評価することまで起こったのである。これに

対して Kübler-Ross は、患者が受容の段階に至ったかどうかは、その人と本当によい関係性をもった人にしか分からないと主張した。これは、すべてを理論に合わせてアセスメントしようとする臨床家への批判である。"優秀な専門職者"ではなく、"本当によい関係性をもった人"にしかわからないと、彼女が表現したのは、死にゆく人を理解するのは理論やアセスメントではなく、一人の人間としてどのような関わりをもつことができたかに拠っていることを主張したかったからではないだろうか。人を理解することは、究極的には生身の人間同士の関わりなのである。

専門職者の陥るワナ

上に述べた点は、専門職者が臨床場面で肝に銘じておかなければならないことである。しかしそのことは、専門職者がスピリチュアルペインをアセスメントすることや、介入することを否定するものではない。むしろアセスメントや介入は、専門職者としての重要な役割であることに違いない。問題は、専門職者が自らの関わりをどのように捉えているかという点である。

そもそも専門職は、ある領域の特殊な知識や技術の水準によって資格付与される。つまり、なにかが「できる」ことが、資格に付与された性質である。したがって、スピリチュアルケアにおいても同様に、ケアが「できる」ことが求められる。ではスピリチュアルケアにおいて専門職者が「できる」こととは、何を意味するのだろう。

スピリチュアルケアは、他の領域のケア（身体的ケア、心理的ケア、社会的ケアや介入）とは異なる性質をもっている。なぜなら、既に述べたように、スピリチュアルペイン／実存的痛みは、他の領域の痛みとその性質が根本的に異なっているからである。ここでもう一度、スピリチュアルペインについて振り返ってみたい。

スピリチュアルペインは、誰もが人としてもっている人間存在の根源的痛みとされ、生きる意味が見いだせない苦しみであり、また自己、他者、自己を超える何らかとの関係性の中に自己存在を見いだすことができない苦しみである。「こんなになって、生きる意味があるのだろうか」、「誰が

こんな私のことを無条件に愛してくれるのだろう」。このような問いの答えは、苦しむ人自身が見いだしてはじめて、その人にとって真実なものとなる。これが、「主観的意味づけ」である。したがって、専門職者や家族が、生きる意味や苦しみの意味についてその答えを差し出すことはできないのであり、たとえ差し出したとしても、それはスピリチュアルペインをもつ人の助けになることはない。身体的、心理的、社会的領域での苦しみや問題は専門職によって大きく緩和されたり解決を見るのに対して、スピリチュアル／実存的領域での苦しみは、他者の介入によって根本的な解決を見ることはない。スピリチュアルペインはこのような性質をもっているのであるが、それでも専門職者は、何かをすること、あるいは何かができることに価値を置き、目の前の人に関わろうとする。

　極端すぎるかもしれないが、「できる」ことだけに価値を置くと、その結果は傲慢か絶望しかない。目の前の人によい変化が起これば自分の関わり方がよかったと満足し（傲慢）、目の前の人に何の変化も見られなければ自分は何もできないと苦しむ（絶望）。専門職者が「できない自分」を認めることは難しい。専門職者は、「できる」ことに価値をおいているからである。したがって、専門職者は常に専門知識や技術という衣を着て苦しむ人の前に立つ。この衣は安心感と逃げ場をあたえてくれる。ありのままの自分を前面に出すことから起こる恐怖や戸惑いから守ってくれるのである。専門職者の前に一人の人間であること。これは専門職者にとって、容易なことではない。

　ここで目を転じて死にゆく人の苦しみを考えてみる。死にゆく人は、これまでの価値観が崩壊し、もはやこれまで保持していた価値観では自分自身を支えることができなくなっている。つまり、「できる私」から「できない私」への転換の只中にあり、何もできない自分自身に、なお存在意味を見いだすという重い課題に向き合っているのである。そこに、「できること」に価値を置いた専門職者が現れ、「あなたを助けることができるかもしれない」と近づけば、そこに生まれるのは、「できる」専門職者と「できない」自分（それでもなお意味を見いだそうと苦しむ人）との間の隔たりだけである。援助者は、援助しようとすればするほど、援助される側にとって

第 6 章　死生学と QOL

遠い存在になっていく。究極的な苦しみに向き合うとき、専門職者に求められるのは、専門職者としての自分自身を手放し、一人の人間としてただその傍らに寄り添うことなのである。

人としての関わり　寄り添い

　人間存在の根源的な痛みとその問いに向き合う人に対して、周りが答えを差し出すことができないことは、何度も述べたとおりである。しかしそれでもなお、できることがあるとすれば、それが寄り添いであろう。どうにもならない苦しみをもつ人たちを前にして、私たちは、「ただ寄り添っていきましょう」、「もう寄り添うことしかありません」という言葉を発する。寄り添いとは何を意味するのだろう。寄り添いは、臨床現場で頻繁に使われる言葉であるにもかかわらず、その本質は議論されてこなかった。ここではさらに深く寄り添いについて考えたい。

　スピリチュアルペインは、生きる意味や自己存在について、一人称の主観的な問いとして表出される。その答えを見いだすことは、何かを獲得することで可能となるのではなく、むしろこれまでの価値観を手放し新たな価値観を構成することで可能となる。この逆説的な課題に向き合う人に関わるには、関わる側もまた逆説的でなければならない。寄り添いはそのような性質をもっている。

　寄り添いは逆説的である。つまり、寄り添おうとすればするほど、目の前の人から離れていくものである。というのも寄り添いは、「寄り添うことをする」のでなく、「寄り添う人が問われる」ものだからである。言い換えると、寄り添いは、寄り添う人が問われることではじめて可能となるのである。

　では、何を問われるのか。一つは寄り添う人の価値観である。寄り添いは、寄り添おうとする人に問うてくる——「あなたは目の前の苦しむ人のありのままを、無条件に受け入れることができるか」と。つまり寄り添いは、「目の前の人を受け止めましょう」ではなく、「あなたは目の前の苦しむ人を、自分の価値観を捨てて、丸ごと受け止めることができるか」と問われることなのである。

191

寄り添おうとする多くの人は、常に自分の価値観を携えて苦しむ人の前に立つ。たとえば、「健康なほうがよい、病気にならないほうがよい」、「障害をもつことはマイナスだ」、「寝たきりになったらもう駄目だ」という具合である。そのような価値観をもつ人にとって、目の前の病む人は「気の毒な人」である。「早くよくなって下さい」、「きっとよくなりますよ、治りますよ」という言葉は、今の状態がよくないことを前提に発せられる。しかしもはや治癒の見込みのない人にとって、その言葉に慰めは見いだせない。寄り添う人の価値観に圧倒され、苦しむ人は、ただただ小さくなるしかないのである。苦しむ人は、何かをしてもらうことを求めていない。ただ、苦しむ自分を丸ごと受け止めてもらいたいと思っているのである。

　このように、寄り添いは、自分の価値観を持ち出すことではなく、目の前の人を丸ごと受け止めることができるかという問いかけを受けること、つまり自らの価値観を問い直すことによって可能となる。寄り添いは人に向けられた行為ではなく、自分自身に向けられるものである。そのとき寄り添いそのものは、自分自身の問題（一人称）となり、寄り添う人は、苦しむ人と同じ立場にたつことになる。なぜならスピリチュアルペインの中にある人もまた、自らの価値観に向き合っているからである。

　寄り添いが問いかけてくるものはもう一つある。それは、「あなたは、自らの限界を認めることができるか」というものである。寄り添おうとする人は、苦しむ人のもつ苦しみを、その奥底まで理解することはできない。なぜならどこまでいっても寄り添う人は、苦しむ人自身（一人称）にはなれないからである。また、苦しむ人をその苦しみから完全に救うこともできない。それは関わる側の努力が足りないからでも、その能力がないからでもない。これが人間の限界である。人間は、どうにもできない限界をもっているのである。

　しかしそれでもその人に寄り添おうとするとき、寄り添う人は、自らの限界を引き受けなければならない。何もできない自分の限界を認めること。これが寄り添いの2つ目の問いかけである。したがって寄り添いは、「私は何もできないけれど、あなたは私にとって大切な人。気になる存

在。何もできないけれどあなたの傍らにいさせてほしい」という態度である。つまり、「何かができる」から関わるのでなく、「何もできなくても」なおそこに在ろうとするという態度が求められるのである。寄り添う人が、苦しむ人に関わりたいと願うのであるから、苦しむ人の反応や結果は問題としない。寄り添いは、あくまで寄り添う人自身の問題なのである。したがって、「寄り添うしかない」としながらも相手の反応を問題にするのは、寄り添いではない。自らの支援の能力とその結果を求めているだけである。

　寄り添いは、自らの限界を了解し、それを受け入れることが求められる。「できる」専門家として苦しむ人の前に立つのでなく、「できない」一人の人間として、その人の前に立つ。つまりこれまで保持していた価値観を転換させることが必要なのである。そしてこの価値転換は死にゆく人が向き合う課題そのものであり、このとき、寄り添う人と苦しむ人は同じ地平に立つのである。ターミナルケアの現場で使われる言葉として、「死にゆく人も、関わる人も同じ人間。死にゆく人は、今、死に向き合う人。関わる人は、いつか死に向き合う人」というものがある。筆者はこの言葉に大きな違和感を覚える。関わる人は、確かにいつか死ぬ存在ではある。しかし、「いつか死ぬ人」と「今まさに死に向き合っている人」とが同じになることはない。なぜなら今を生きる人は、「できる自分」を携えて、死にゆく人の前に立つからである。そこに大きな溝が生まれることは先に述べたとおりである。スピリチュアルケアは、むしろ何もできないことを受け入れるからこそ成り立つ逆説的なものなのである。寄り添いとは、専門職者としてではなく、一人の人間としての課題だと言える。ターミナルケアやホスピスケアに深い関心をもつ専門職者のもつ謙虚さは、彼らがこのことを自然と身につけているからだろう。たとえば患者が「よい看護師にあえて幸運だった」と言うのは、その専門性の高さだけを評価しているのではないだろう。いやむしろ、その人間性を評価したものだといえる。また逆に、「何もできなくて申し訳ない」と言うソーシャルワーカーに、クライエントが「あなたはいつも私と一緒にいてくれたではないですか」という場面もあるだろう。専門職者は結果を出せないことに不全感や罪悪感を

もつが、苦しむ人は結果だけを求めているのではない。苦しいときに共に歩いてくれることが大きな支えであり、そのことを高く評価しているのである。寄り添いは関わりであり、プロセスであり、決して結果のための手段ではないのである。

このように、寄り添いは、何かをすることとは逆の関わりである。自らの価値観を問われながら、目の前の人をありのまま受け止め、そして何もできない限界を了解したうえで、なおそこに在ることなのである。そのような姿は、苦しむ人にとってどのように映るだろう。援助することを目的とせず、助けてやろうという押し付けもなく、何かができるという自信に溢れた姿でもなく、ただ頭を垂れて共に在ろうとする姿は、苦しむ人その人自身の姿に重なり、両者の距離は近づいていくのである。

スピリチュアルな問いかけの答えは、苦しむ人自身が見いだすものである。しかし、それはただ一人で、孤独に向き合うというものではない。苦しむ人にとって、自分自身が丸ごと受け止められ、なおそこに共に在る人がいること、どうにもできない状況を共に歩んでくれる人がいることは、自らの生きる意味や存在価値、いのちの価値を見いだしていく「主観的意味づけ」に大きな助けとなるのである。苦しむ人の価値観の再構成には、このような関係性が必要である。Callahan (2012) は、ソーシャルワークにおけるスピリチュアルケアの重要な要因のひとつとして、ワーカーとクライエントの関係性をあげている。この関係性は、専門職とクライエントという関係性を超えた人と人との関係性なのである。

このように、人間存在の根源に向けられた問いの答えは、専門職者や人生の先輩が、何らかの答えを提示する形とは全く違う形で見いだされる。したがって、スピリチュアルペインへの関わりは、その痛みを取り除くことが目的ではなく、どのような姿でその人の傍らに在るかという関わりそのものなのである。「Doing」ではなく「Being」が重要だという意味はここにある。寄り添いとは、スピリチュアルケアの本質なのである。

2つの関係性

このように、苦しむ人にとって、丸ごと受け止められるという経験は、

第6章　死生学とQOL

自らを受け入れていくとき重要である。そのような「人との関係性」は苦しみの中にあって自らの存在意味を見いだしていく際、大きな支えとなる。しかし、「主観的意味づけ」は人間関係だけで満たされるものではない。もうひとつの関係性——人間を超えるものとの関係性——が必要なのである。

　ここで人間の最大の限界である死を考えてみる。人は、その死を一人で迎えなければならない。たとえ自分をありのまま受け入れてくれる人がいたとしても、死のプロセスを一緒に歩いてもらうことはできない。ここだけは一人で行かなければならない。また、よい関係性があればあるほど、死はその人との別れを意味するのであり、そこにまた新たな苦しみが生まれる。さらに死に対する恐怖や不安は、傍らにある人にとっても未知の世界であり、その不安や苦しみはどうすることもできない。これが人間のもつ限界である。この限界にぶつかるとき、人間を超えるものとの関係性が必要になってくる。人間がコントロールすることのできない死。そこでなお自分自身の存在をよしとしていくには、目の前の人との関係性を超え、自分のいのちを与えてくれた何か大いなるものとの関係性を見いだすことや、人間を超えた世界観、宇宙観が必要になってくる。自己すら手放し、いのちを委ねること、これが超越性の課題である。

　Frankl (1972) は、死にゆく人にできることがあるとすれば、それは、その人の宗教的な窓を閉ざさないことだという。これは、人の究極的な苦しみは、目に見える物質的な世界観だけでは理解できないことを意味している。苦しむ人が人間を超えるものとつながる宗教的な窓を開放し、人間を超える宇宙や世界観の中でその意味を見いだしていくことの重要性を示したものである。Erikson (1997) がその老年的超越の柱に信仰をもってきたのもそのひとつである。人間を超えるものとの関係性によって、自分が生かされていると感じるとき、超越的視点から、死が通過点であることが理解できる。そしてそのような視点に立つとき平安が与えられるとEriksonはいう。また、仏教哲学者の鈴木大拙 (1972) は、限界がきたときが神仏の出番と主張する。「できる」自分であるとき、人は自己を超えることはできない。しかしどうにもできない限界にきたとき、人は人間を超

えた超越的存在との関係性を求めるというのである。

　人間を超えるものとの関係性は、苦しむ人だけではなく、寄り添う人にも必要である。自分の限界を認めてなお苦しむ人の傍に在ろうとするとき、その限界を委ねる関係性が必要になるからである。苦しむ人も、また寄り添う人も、自らの限界を認め、その限界の先を人間を超えたものとの関係性に委ねていくとき、同じ限界をもちながらも主体的に生きていくことができる者同士となるのである。

　苦しむ人も寄り添う人も、「自らの価値を見直し」、「人との関係性」と「人間を超えるものとの関係性」という2つの関係性の中で、実存的、スピリチュアルな課題に向き合うのである。これは、第3章で紹介した世界保健機関（WHO）のWHOQOL-SRPB Pilot Module調査において、日本人のスピリチュアリティの構成概念が、「個人的な人間関係」、「生きる規範（宗教を含む）」、「超越性」の3つであったという結果と一致している。「生きる規範」は何を大切に生きるか、何に意味を見いだすかという価値基盤であり、「人間関係」と「超越性」は上に述べた2つの関係性を意味している。このように、人間存在の根源的痛みであるスピリチュアルペインへの関わりは、価値観から生まれる意味と2つの関係性を核とするものである。

3. 死生学の可能性

　苦しむ人に関わるとき私たちが求められるのは、専門的知識や技術の向上だけではなく、一人の人間としてどのような姿でその人の前に立つかという問いに向き合うことである。専門職者にとって知識や技術は重要である。しかしそれらが真の意味で生かされるためには、専門職者として、チームの一員として、そして一人の人間としてもつ人間観、生命観、死生観という基盤が必要である。なぜならいのちの問題は、長く生きることや、病気を治すことだけに価値を置いて議論するものではないからである。実際、QOLという概念に焦点が当てられるようになったのも、いの

ちの長さより、その在り方を問うことが重要だと考えられたからである。そうであるならば、専門職者の前に一人の人間として、いのちをどう捉えるのかという課題に向き合うことは、当然のことだといえる。

　しかしながら、いのちの教育や自らの価値観を見つめる教育はほとんど行われていないといってよいだろう。一人の人間として、また専門職者として求められる自らのいのち観や死生観は、若いときからその素地を耕しておくべきだろう。ホンモノの死が遠くなりニセモノの死が蔓延する現代社会だからこそ、また、医学の進歩により生命操作が可能となり、いのちそのものが相対化される時代だからこそ、従来、家庭で自然に行われていた生きること死ぬことについての教育が、学校教育（教育機関）で語られることの必要性は高くなっていると考える。

　学校教育や大学教育で、いのちの在り方や生きる意味に迫るためには、やはり関係性に注目することが重要である。この関係性とは、家族や友人、社会や環境といった関係性だけでなく、自然とのつながり、宇宙の中の自分、また人間を超えるものとの関係性を含んでいる。そして、その「関係性の中にある自分の存在」に気づくことが、いのちの大切さを実感するスタートになると考える。決して人間が作り出すことのできないいのち、そのいのちが今ここにあることに気づくことが、生きることの課題に向き合う第一歩となる。そしてその課題への取り組みには、誕生の喜び、家族・友人・社会関係の中での自己の発見といった「在る（生）ものとしてのいのち」を受け止めることと、大切な人を失うことや別れの悲しみといった「喪失（死）するものとしてのいのち」を受け止めるという2方向からのアプローチが必要である（藤井, 2006）。

　筆者の勤める関西学院大学では1999年より死生学が、2010年よりデス・エデュケーションが開講されている。学生はいのちに関するミクロレベルからマクロレベルの知識を獲得するのと同時に、一人称、二人称、三人称の立場から、自らの死生観に問いかける。答えのないいのちの問題についてどのような価値観を構築していくのか、問いかけられた学生たちは、改めて自らの価値観の根拠を吟味する。いのちに関する議論については、知らないことが多すぎることを実感し、知識を得ることによって、いのちに

対する自らの態度に疑問をもつこともある。さらに学問で得る三人称の知識は、一人称や二人称の体験や経験によって大きく変化する。自死遺族や神経難病と共に生きる当事者の話を聞くことは、三人称の視点を二人称の視点へ移すことができる。さらにワークショップ、現場訪問、フィールドワークといった一人称の経験によって、彼らが獲得した知識は単なる知識にとどまらず、自らの価値観の見直しや新たなアクションに結び付いていく。

「死」に関しては一人称として経験することができないため、死を疑似的に体験するワークショップを行っている。これは、学生自身ががんを患い死んでいくプロセスを疑似的に体験するものである。筆者が読む日記（死に向き合うプロセスで書かれた日記）を聞きながら、あらかじめ紙片に記しておいた、彼ら自身にとって大切なものを手放していく（破っていく）というワークショップである。一人称の体験はたとえそれが疑似的なものであっても、理論や机上の学びよりインパクトがある。自分自身の生きる意味、本当に大切な価値あるもの、当たり前の日常の尊さ、支えられてきた人間関係、家族や愛する人への感謝、生まれてきたことへの感謝、そして、生きていたのではなく何かに生かされていたのだという気づきや発見は、おそらくいくら知識を積み上げても生まれてこないものである。

また、現在もっている価値の枠組みを客観的に見つめるために、今いる環境から外に出てみる機会を与えることも、学生にとって貴重な体験となる。学生は自分と似通った価値観の人たちと共に過ごすことが多い。つまり同じような価値観をもった人の中で、自分自身の成長を確認していくのである。そのため自分のもつ価値観は他の人と大きく変わらないと感じていたり、メディアで発信される価値観が正しいものだと考えていたりする。しかし現実の社会は、さまざま環境の中で、彼らと全く違った生活や価値観をもって生きている人たちが多くいるのも事実である。自らの価値観を構築してきた環境と違う場所に出かけていく、自らがマイノリティとなって異なる環境の人たちに出会うことによって、彼らは自らの価値観を問い直すのである。日雇い労働者の地域に行き、重い障害をもった人たちの施設を訪ね、またホスピスでのフィールドワークや自殺防止センターの

電話を受けることで、人はみんな、苦しみや喜びを携え生きているのだということを実感する。人を助けることや、何かができるなど、とてもいえない、むしろ私はこれで良いのだろうかと自分自身が問われる経験をする。自らの生き方が問われることはある意味苦しい体験でもある。しかしながら、社会の一員として、共同体の一員として、自らの価値観が社会全体の価値を形成していることを自覚していく彼らにとって、それは貴重な体験となっている。

　遠くから眺める三人称の立場では、どこまでいっても目の前の人を理解することができない。自分のもっている枠組みを外し、現場やフィールドに足を踏み入れることで彼らが得るものは想像を超えている。知識と体験を組み合わせた死生観教育は、一人の人間として、いのちが相対化されている社会を生きるとき、その基盤として重要なものとなると考える。それがよりよい生 —— QOL —— を実現するのである。

　死生学は「死を含めて生きることを考える学問」である。「生きること」とは、いかによく生きるかを問題とすることであり、これはQOLの主題である。そして、QOLは、何を大切に生きるのか、何のために生きるのかという一人称の主観的領域（スピリチュアリティ）に大きく影響されている。スピリチュアリティは、自らの存在の根拠となる価値を含むものである。つまり、いかによく生きるかは、自らの価値観を問うことから始まるといえる。

　死生学は死生観、人間観、価値観を問うことにその根拠を置く学問である。死生学の視点は、専門職者として、職業人として、家庭人として、友人として、コミュニティの一員として、そして何より一人の人間として私たちが生きることを問うきっかけを与えてくれるだろう。いのちに向き合うとき、またいのちを議論するとき、死生学のアプローチは、私たちがどの立場で議論し、またどのような人間として生きるかについて考えることを可能にするものであると信じる。

引用文献

Aaronson, N. K., Bullinger, M. & Ahmedzai, S.(1988). A modular approach to quality of life assessment of cancer clinical trials. *A recent results Cancer Research*, 11, 231-249.

Aaronson, N. K., Meyerowitz, B. E., Bard, M., Bloom, J. R. et al.(1991). Quality of life research in oncology: Past achievements and future priorities. *Cancer*, 67, 839-843.

Alderfer, C. P.(1972). *Existence, relatedness and growth*, Free Press, New York.

Alderfer, C. P.(1969). An empirical test of a new theory of human needs. *Organizational behavior and Human Performance*, 4, 142-175.

Abbey, A., Andrews, F. M. & Halman, L. J.(1995). Provision and receipt of social support and disregard: What is their impact on the marital life quality of infertile and fertile couples? *Journal of Personality and Social Psychology*, 68, 3, 455-469.

Akaike, H. (1987). Factor Analysis and AIC. *Psychometrika*, 52, 3, 317-332.

青山良子（1997）『福祉の現場で働くあなたに伝えたいこと —— 出会った人、学んだこと、考えたこと』川島書店

Attig, T.(1996). *How we Grieve: Relearning the World*, Oxford University Press, New York.

Belcher, A. E., Dettmore, D. & Holzemer, S. P.(1989). Spirituality and sense of well-being in person with AIDS. *Holistic Nursing Practice*, 3, 16-25.

Bentur, N. & Resnizky, S.(2005). Validation of the McGill Quality of Life Questionnaire in home hospice settings in Israel. *Palliative Medicine*, 19, 7, 538-544.

Bloom, J. R.(1982). Social support systems and cancer: a conceptual view. In Cohen, J. Cullen, J., & Martin, R.(Ed.), *Research in the Psychosocial Aspects of Cancer*.

Bloom, J. R. & Spiegel, D.(1984). The relationship of two dimensions of social support to the psychological well-being and social functioning of women with advanced breast cancer. *Social Science and Medicine*, 19, 8, 831-837.

Bollen, K. A.(1989). *Structural Equation with Latent Variables*, John Wiley & Sons, New York.

Bowlby, J.(1961). Process of mourning. *International Journal of Psychoanalysis*, 42, 317-340.

Bollen, K. A. & Long, J. S.(Eds.). *Testing Structural Equation Models*, Sage Publications Inc., Newbury Park, CA.

Bolmsjo, I.(2000). Existential issues in palliative care —interviews with cancer patients. *Journal of Palliative Care*, 16, 2, 20-24.

Brady, M. J., Peterman, A. H., Fitchett, G., Mo, M. & Cella, D.(1999). A case for

including spirituality in quality of life measurement in oncology. *Psycho-Oncology*, 8, 5, 417-428.
Browne, M. W. & Cudeck, R. (1989). Single sample cross-validation indices for covariance structures. *Multivariate Behavioral Research*, 24, 4, 445-455.
Browne, M. W. & Cudeck, R. (1992). Alternative ways of assessing model fit. S*ociological Methods Research*, 21, 2, 230-258.
Byock, I. R. & Merriman, M. P. (1998). Measuring quality of life for patients with terminal illness: the Missoula-VITAS® quality of life index. *Palliative Medicine*, 12, 4, 231-244.
Caiman, K. C. (1984). The quality of life in cancer patients —An hypothesis. *Journal of Medical Ethics*, 10, 124.
Cappelieza, P. & Robitaillea, A. (2010) . Coping mediates the relationships between reminiscence and psychological well-being among older adults. *Aging & Mental Health*, 14, 7, 807-818.
Callahan, A. M. (2012) A Qualitative Exploration of Spiritually Sensitive Hospice Care. *Journal of Social Service Research*, 38, 2, 144-155.
Canda, E. R. (1988). Conceptualizing spirituality for social work: Insights from diverse perspectives. *Social Thought*, 14, 1, 30-46.
Canda E. R. & Furman, L. D. (2010). *Spiritual Diversity in Social Work Practice: The Heart of Helping*, Oxford University Press, NY.（木原活信・中川吉晴・藤井美和監訳（2014）『ソーシャルワークにおけるスピリチュアリティとは何か——人間の根源性にもとづく援助の核心』ミネルヴァ書房）
Carley, M. (1981). *Social Measurement and Social Indicators: Issues of Policy and Theory*, Sage Publications, Beverly Hills, CA.
Cella, D. F. (1995). Measuring quality of life in palliative care. *Seminars in oncology*, 22, 2, 73-81.
Cicirelli, V. G. (2002). *Older adults' views on death*, Springer, New York.
Cohen, J., Cohen, P., West, S. G. & Aiken, L. S. (2003). *Applied Multiple Regression/Correlation Analysis for the Behavioral Sciences*, Lawrence Erlbaum Associates, Inc., Pub. Mahwah, NJ.
Cohen, S. R. & Mount, B. M. (1992). Quality of life in terminal illness: defining and measuring subjective well-being in the dying. *Journal of Palliative Care*, 8, 3, 40-45.
Cohen, S. R., Mount, B. M., Strobel, M. G. & Bul, F. (1995). The McGill Quality of Life Questionnaire —A measure of quality of life appropriate for people with advanced disease —A preliminary study of validity and acceptability. *Palliative Medicine*, 9, 3, 207-219.
Cohen, S. R., Mount, B. M. & Tomas, J. J. N. & Mount, L. F. (1996a). Existential well-being

is an important determinant of Quality of Life: Evidence from the McGill Quality of Life Questionnaire. *Cancer*, 77, 3, 576-586.

Cohen, S. R., Hassan, S. A., Lapointe, B. J. & Mount, B. M.(1996b). Quality of life in HIV disease as measured by the McGill Quality of Life Questionnaire. *AIDS*, 10, 1421-1427.

Cohen, S. R., Mount, B. M., Bruera, E. Provost, M. Rowe, J. & Tonf, K.(1997). Validity of the McGill Quality of Life Questionnaire in the palliative care setting: a multi-centre Canadian study demonstrating the importance of the existential domain. *Palliative Care*, 11, 3-20.

Cohen, S. R. & Leis, A.(2002). What determines the quality of life of terminally ill cancer patients from their own perspective? *Journal of Palliative Care*, 18, 48-58.

Corr, C. A.(1992). A task-based approach to coping with dying. *Omega: Journal of Death and Dying*, 24, 81-94.

Crumbaugh, J. C. (1968). Cross-validation of Purpose-in-Life test based on Frankl's concepts. *Journal of Individual Psychology*, 24, 1, 74-81.

Davis, C. G., Nolen-Hoeksema, S. & Larson, J.(1998). Making sense of loss and benefiting from the experience: Two construals of meaning. *Journal of Personality and Social Psychology,* 75, 2, 561-574.

Delaney, D.(2005). The Spirituality Scale: Development and Psychometric Testing of a Holistic Instrument to Assess the Human Spiritual Dimension. *Journal of Holistic Nursing*, 23, 145-167.

DeSpelder, L. A. & Strickland, A. L.(1996). *Last Dance: Encountering Death and Dying,* McGraw-Hill Co., New York.

Dickstein, L. S. (1972). Death concern: Measurement and correlates, *Psychological Reports*, 30, 563-571.

Dobkin, P. L. & Morrow, G. R. (1986). Biopsychosocial assessment of cancer patients: Methods and suggestions. *Hospice Journal*, 2, 3, 37-59.

Doyle, D.(1992). Have we looked beyond the physical and psychological? *Journal of Pain and Symptom Management*, 7, 5, 302-311.

Dubos, R.(1959). *Mirage of Health*, Harper and Row, New York.

Ducharme, F.(1994). Conjugal support, coping behaviors, and psychological well-being of elderly spouse. *Research on Aging*, 16, 2, 167-190.

Duhl, L.(1986). *Health Planning and Social Change*, Human Science Press, New York.

Efficace, F. & Marrone, R.(2002). Spiritual Issues and Quality of Life Assessment in Cancer care. *Death Studies*, 26, 743-756.

Engel, G. L.(1977). The need for a new medical model; A challenge for biomedicine. *Science*, 196, 4286, 129-136.

Engel, G. L.(1978). The biopsychosocial model and the education of health professionals.

Annals New York Academy of Science, 310, 169-181.

Engel, G. L.(1980). The clinical application of the biopsychosocial model. *American Journal of Psychiatry*, 137, 534-544.

Erikson, E. H.(1980). *Identity and the Life Cycle*, W. W. Norton & Company, Inc., New York.

Erikson, E. H. & Erikson, J. M.(1997). *The Life Cycle Completed: A Review: Expanded edition*, W. W. Norton & Company, Inc., New York.（村瀬孝雄・近藤邦夫訳（2001）『ライフサイクル、その完結』みすず書房）

EuroQol Group (1990). EuroQol —A new facility for the measurement of health-related quality of life. *Health Policy*, 16, 199-208.

Evans, D. R., Thonpson, A. B., Browne, G. B., Barr, R. M. & Barton, B.(1993). Factors associated with the psychology well-being of adult with acute leukemia in remission. *Journal of Clinical Psychology*, 49, 2.

Ferrans, C. E.(1985). Quality of Life Index: Development and psychometric properties. *Advances in Nursing Science*, 8, 1, 15-24.

Ferrans, C. E.(1990). Development of a Quality of Life Index for patients with cancer. *Oncology Nursing Forum*, 17, 3, Suppl, 15-21.

Ferrell, B., Grant, M., Padilla, G., Vemuri, S. & Rhiner, M.(1991). The experience of pain and perceptions of quality of life: Validation of a conceptual model. *The hospice Journal*, 7, 3, 9-24.

Flexner, J. M.(1977). Dying, Death, and the "Front-Line" Physician. In Barton, D.(Ed.), *Dying and death :a clinical guide for caregivers*, Williams & Wilkins.

Fortner, B. V. & Neimeyer, R. A.(1999). Death anxiety in older adults: A quantitative review. *Death Studies*, 23, 387-407.

Fortner, B. V., Neimeyer, R. A. & Rybarczyk, B.(2000). Correlates of death anxiety in older adults: A comprehensive review. In Tomer, A.(Ed.), *Death Attitudes and the Older Adult*, Brunner Routledge, New York.

Frankl, V. E. (1969). Self-transcendence as a human phenomenon. In Sutich, A. J. & Miles, A. V.(Eds.), *Readings in Humanistic Psychology*, The Free Press, NY.（小口忠彦編訳（1977）「人間的現象としての自己超越」『人間性の探求——ヒューマニスティック・サイコロジー』産業能率短期大学出版部）

Frankl, V. E. (1972) *Der Wille zum Sinn*, R. Piper GmbH & Co. KG, München.（山田邦男監訳（2002）『意味への意志』春秋社）

Frankl, V. E. (1977). Ein Psychologe erlebt das Konzentrationslager, In *...trotzdem Ja zum Leben sagen*, Kösel-Verlag, München.（霜山徳爾訳（1985）『夜と霧——ドイツ強制収容所の体験記録』みすず書房）

Frankl, V. E. (1978). *The Unheard Cry for Meaning*, Touchstone Book, Simon & Schuster, NY.（諸富祥彦監訳（1999）『〈生きる意味〉を求めて』春秋社）

引用文献

Frankl, V. E. (2005). *Ärztliche Seelsorge: Grundlagen der Logotherapie und Existenzanalyse, Zehn Thesen über die Person*, Zsolnay Verlag Wien.（山田邦男監訳 (2011)『人間とは何か――実存的精神療法』春秋社）

Freedman, A. M. (1995). The biopsychosocial paradigm and the future of psychiatry. *Comprehensive Psychiatry*, 36, 6, 397-406.

Fujii, M. (1999). *The constructs of Quality of Life for cancer patients: Exploring factors that affect QOL*, Dissertation, Wasington University, St. Louis, MO.

藤井美和 (1993)「ターミナルケアにおける福祉の視点――福祉は人の「死」をどうとらえるか」『ソーシャルワーカー』3, 125-131.

藤井美和 (1997)「死にゆく人のクオリティーオブライフ――その構成概念の妥当性」『医療社会福祉研究』6, 1, 64-73.

藤井美和 (1998)「ホスピスケア：その理論的枠組み」『関西学院大学社会学部紀要』79, 121-131.

藤井美和 (2000)「病む人のクオリティーオブライフとスピリチュアリティー」『関西学院大学社会学部紀要』85, 33-42.

藤井美和 (2003)「大学生のもつ「死」のイメージ――テキストマイニングによる分析」『関西学院大学社会学部紀要』95, 145-155.

藤井美和 (2004)「生と死について考える――死生学から見た生命倫理」『研究紀要』兵庫県人権啓発協会, 5, 63-75.

藤井美和 (2006)「「命の大切さ」を実感させる教育プログラム (2)：教育にかかわる側に問われるもの」『兵庫教育』663, 42-47.

藤井美和 (2010)「第1章　生命倫理とスピリチュアリティ」藤井美和・浜野研三他編著『生命倫理における宗教とスピリチュアリティ』晃洋書房

藤井美和 (2013)「人の苦しみとスピリチュアルペイン――ソーシャルワークの可能性」『ソーシャルワーク研究』38, 4, 4-18.

藤井美和・李政元・田崎美弥子・松田正己・中根允文 (2005)「日本人のスピリチュアリティの表すもの：WHOQOLのスピリチュアリティ予備調査から」『日本社会精神医学会雑誌』14, 1, 3-17.

藤井理恵・藤井美和 (2009)『増補改訂版　たましいのケア――病む人のかたわらに』いのちのことば社

冨士松亜実 (2014)「慢性疾患患者のQOL――構成概念としてのスピリチュアリティの検討」『Human Welfare』6, 1, 106-107.

深谷美枝・柴田実 (2012)「スピリチュアルケアと援助者の宗教性についての実証的研究」『研究所年報』42, 明治学院大学社会学部付属研究所, 43-57.

Gerson, E. M. (1975). On the quality of life. *American Sociology Review*, 41, 793.

Gesser, G., Wong, P. T. & Reker, G. T. (1987). Death attitudes across the life-span: The development and validation of the death attitude profile. *Omega*, 2, 113-128.

Goble, E. G. (1980). *The Third Force: The psychology of Abraham Maslow*, Pocket

Books, New York.

Gomez, R. & Fisher, J. W. (2003). Domains of spiritual well-being and development and validation of the Spiritual Well-Being Questionnaire. *Personality and Individual Differences*, 35, 8, 1975-1991.

Graham, W. & Balloun, J. (1973). An empirical test of Maslow's need hierarchy theory. *Journal of Humanistic Psychology*, 13, 565-569.

Guindon, S. & Cappeliez, P. (2010). Contributions of Psychological Well-Being and Social Support to an Integrative Model of Subjective Health in Later Adulthood. *Ageing International*, 35, 1, 38-60.

林貴啓 (2011)『問いとしてのスピリチュアリティ「宗教なき時代」に生死を語る』京都大学学術出版会

Hayduk, L. A. (1996). *Lisrel Issues, Debates, and Strategies*, Johns Hopkins University Press.

Hearn, J. & Higginson, I. J. (1999). Development and validation of a core outcome measure for palliative care: The palliative care outcome scale. Palliative Care Core Audit Project Advisory Group. *Quality In Health Care*, 8, 4, 219-227.

Hewa, S. & Hetherington, R. W. (1990). Specialists without spirit: Crisis in the nursing profession. *Journal of Medical Ethics*, 16, 4, 179-184.

Hewa, S. & Hetherington, R. W. (1995). Specialists without spirit: Limitations of the mechanistic biomedical model. *Theoretical Medicine*, 16, 2, 129-139.

Hiatt, J. (1986). Spirituality, medicine, and healing. *Southern Medical Journal*, 79, 6, 736-743.

稗田里香 (2013)「アルコール依存者のスピリチュアルペイン――一般医療機関におけるソーシャルワーク実践から」『ソーシャルワーク研究』38, 4, 42-29.

比嘉勇人 (2002)「Spirituality 評定尺度の開発とその信頼性・妥当性の検討」『日本看護科学学会誌』22, 3, 29-38.

Hill, P. C. & Pargament, K. I. (2008). Advances in the conceptualization and measurement of religion and spirituality: Implications for physical and mental health research. *Psychology of Religion and Spirituality*, S, 1, 3-17.

Hodge, D. R. (2003). The Intrinsic Spiritually Scale: A new sic-item instrument for assessing the salience of spirituality as a motivating construct. *Journal of Social Service Research*, 30, 41-61.

Hodge, D. R. (2015). *Spiritual Assessment in Social Work and Mental Health Practice*, Columbia University Press, New York, NY.

Hoffman, E. (1996). *Future Visions; The Unpublished Papers of Abraham Maslow*, Sage Publication Inc., CA.

Hofmann, R. (1995). Establishing factor validity using variable reduction in confirmatory factor analysis. *Educational and Psychological Measurement*, 55, 4,

572-582.
Hoyle, R. H. (1995). *Structural Equation Modeling: Concepts, issues, and applications*, Sage Publications Inc., CA.
Hu, L. & Bentler, P. M. (1995) Evaluating model fit. In Hoyle, R. H.(Ed.), *Structural Equation Modeling: Concept, Issues, and Applications*, 76-99, Sage Publication Inc., Thousand Oaks, CA.
Hu, W. Y., Dai, Y. T., Berry, D. & Chiu, T. Y. (2003). Psychometric Testing of the Translated McGill Quality of Life Questionnaire-Taiwan Version in Patients with Terminal Cancer. *Journal of the Formosan Medical Association Taiwan*, 102, 2, 97-104.
市瀬晶子・木原活信 (2013)「自殺におけるスピリチュアルペインとソーシャルワーク」『ソーシャルワーク研究』38, 4, 28-34.
今村仁美 (2011)「青年期におけるスピリチュアルペインの構成概念と自殺念慮との関連」『Human Welfare: HW』5, 1, 129-130.
Jankélévitch, V. (1966). *La Mort*, Flammarion, Paris. (仲澤紀雄訳 (1978)『死』みすず書房)
Jeffers, F. C. & Verwoerdt, A. (1977). How the old face death. In Busse, E. W. & Pfeiffer, E. (Eds.), *Behavior and adaptation in late life*, Little Brown, Boston.
Jöreskog, K. (1994). On the estimation of polychoric correlation and their asymptotic covariance matrix. *Psycho Metorika*, 59, 381-389.
Jöreskog, K. (1998). *Personal Communication*, 1998. 11. 2. Chicago.
Jöreskog, K. & Sorbom, D. (1993). *Lisrel 8: Structural Equation Modelling with the SUMPLIS Command Language*, Lawrence Erlbaum Associates Publishers, Hillsdale, NJ.
Kagawa-Singer, M. (1993). Redefining health: living with cancer. *Social Science & Medicine*, 37, 295-304.
Kalliopuska, M.(1993). Relation of need satisfaction and desire to improve need satisfaction. *Perceptual and Motor Skills*, 76, 1070.
金井壽宏 (2002)『働くひとのためのキャリア・デザイン』PHP新書
和秀俊・廣野正子・遠藤伸太郎・満石寿・濁川孝志 (2014)「日本人の持つスピリチュアリティ概念構造の探索的な分析」『立教大学コミュニティ福祉学部紀要』16, 39-50.
Kapuscinski, A. N. & Masters, K. S. (2010). The current status of measures of spirituality: A critical review of scale development. *Psychology of Religion and Spirituality*, 2, 4, 191-205.
Karnofsky, D. A., Abelmann, W. H., Craver, L. F. & Burchenal, J. H. (1948). The use of the nitrogen mustards in the palliative treatment of carcinoma. with particular reference to bronchogenic carcinoma. *Cancer*, 1, 4, 634-656.

Karnofsky, D. A. & Burchenal, H. H. (1949). The clinical evaluation of chemotherapeutic agents in cancer. In McLeod, C. M. (Ed.), *Evaluation of Chemotherapeutic Agents*, Columbia University Press, New York, NY.

柏木哲夫 (1996)『死にゆく患者の心に聴く —— 末期医療と人間理解』中山書店

Kastenbaum, R. J. (2009). *Death, society, and human experiences*, Allyn and Bacon, Boston.

Keith, K. D.(2000). *Cross-Cultural Perspectives on Quality of Life*. (Eds.), Keith, K. D. & Schalock, B. L. American Association on Mental Retardation.

Keller, J. W., Sherry, D. & Piotrowski, C. (1984). Perspectives on death: A developmental study. *The Journal of Psychology*, 116, 37-47.

Kerlinger, F. N. (1986). *Foundations of Behavioral Reseach*. Holt, Rinehart, & Winston, Inc. 3rd Ed. New York, NY.

木原活信 (2003)『対人援助の福祉エートス —— ソーシャルワークの原理とスピリチュアリティ』ミネルヴァ書房

Kim, S. H., Ku, S., Yun, Y. H., Lee, C. G., Choi, Y. S., Lee, W. S., Kim, S. Y. & Heo, D. S.(2007). Validation study of the Korean version of the McGill Quality of Life Questionnaire. *Palliative Medicine*, 21, 441-447.

Kline, R. (1998). *Principles and Practice of Structural Equation Modeling*, The Guilford Press, New York, NY.

Kübler-Ross, E. (1969). *On death and Dying*, McMillan Co., New York, NY.（鈴木晶訳 (1998)『死ぬ瞬間 —— 死とその過程について』(完全新訳改訂版) 読売新聞社）

Kübler-Ross, E. (1975). *Death: The Final Stage of Growth*, Price Hall, Englewood Cliffs, NJ.（鈴木晶訳 (1999)『続・死ぬ瞬間 —— 死、それは成長の最終段階』(完全新訳改訂版) 読売新聞社）

Kübler-Ross, E. & Kessler, D. (2000) *Life Lessons: Two Experts on Death and Dying Teach Us About the Mysteries of Life & Living*, Simon & Schuster.（上野圭一訳 (2001)『ライフ・レッスン』角川書店）

窪寺俊之 (2004)『スピリチュアルケア学序説』三輪書店

窪寺俊之 (2008)『スピリチュアルケア学概説』三輪書店

Kuhn, T. S. (1962). *The structure of scientific revolutions*, University of Chicago Press.

Khayat, M. H. (2009). Spirituality in the Definition of Health: the World Health Organization's point of view. Retrieved February 22(1998).

Landau, R. & Litwin, H. (2001). Subjective well-being among the old-old: the role of health, personality and social support. *International Journal of Aging and Human Development*, 52, 265-280.

Larson, J. (1996). The World Health Organization's definition of health: Social versus spiritual health. *Social Indicators Research*, 38, 181-192.

Ley, D. C. H. (1993). Spiritual care in hospice. In Doka, K. J. & Morgan, J. D. (Eds.),

Death and Spirituality, Baywood Publishing Company, New York.
Lo, R. S. K., Woo, J., Zhoc, K. C. H., Li, C. Y. P., Yeo, W., Johnson, P., & Mak, Y.(2001). Cross-cultural validation of the McGill Quality of Life Questionnaire in Hong Kong Chinese. *Palliative Medicine*, 15, 387-397.
Lonergan, B. J. F. (1957). *Insight: A Study of Human Understanding*, Green & Co., London.
Lua, P. L., Salek, S., Finlay, I. & Lloyd-Richards, C.(2005). The feasibility, reliability and validity of the McGill Quality of Life Questionnaire-Cardiff Short Form (MQOL-CSF) in palliative care population. *Quality of Life Research*. 14, 7, 1669-1681.
Luhmann, N. (1996). *Social Systems*, Bednarz, J. Jr., Stanford University Press, Redwood City, CA.
MacDonald, D. A.(2000). Spirituality: Description, measurement, and Relation to the Five Factor Model of Personality. *Journal of Personality*, 68, 1, 153-197.
Marrone, R. (1999). Dying, Mourning, and spirituality: A psychological perspective. *Death Studies*, 23, 6, 495-519.
Marshall, J. R. (1975). The geriatric patient's fears about death. *Postgraduate Medicine*, 57, 4, 144-149.
Marshall, V. W. (1980). *Last Chapters: A Sociology of Aging and Dying*, Books/Cole, Monterey, CA.
Maslow, A. H. (1954; 1987). *Motivation and Personality*, Harper & Row, New York.（小口忠彦訳（1987）『人間性の心理学——モチベーションとパーソナリティ』産業能率大学出版部）
Maslow, A. H. (1964). *Religions, Values, and Peak-Experiences*, Penguin Putnam, New York, NY.（佐藤三郎・佐藤全弘（1981）『創造的人間——宗教・価値・至高経験』誠信書房）
Maslow, A. H. (1965). Humanistic science and transcendent experience. *Journal of Humanisic Psychology*, 5, 219-227.
Maslow, A. H. (1968). *Toward a psychology of being*, Nostrand Reinhold Co., NY.（上田吉一訳（1998）『完全なる人間——魂のめざすもの』誠信書房）
Maslow, A. H. (1969). Comments on Dr. Frankl's Paper, In Sutich, A. J. & Miles, A. V. (Eds.), *Readings in Humanistic Psychology*, The Free Press, New York.
Maslow, A. H. (1971). *The Father Reaches of Human Nature*, Penguin, London.（上田吉一訳（1973）『人間性の最高価値』誠信書房）
Matthews, D. A., Larson, D. B. & Barry, C. P. (1993). *The faith factor: An annotated bibliography of clinical research on spiritual subjects*, National Institute for Healthcare Research, Rockville, MD.
McCubbin, H. I. & Patterson, J. M. (1983). Chap4. The ABCX Formula and the Double ABCX Model. In Figley, C. R. & McCubbin, H. I. (Eds.), *Stress And The*

Family: Coping With Catastrophe, Routledge.
MacDonald, D. A. (2000). Spirituality: Description, Measurement, and Relation to the Five Factor Model of Personality. *Journal of Personality*, 68, 1, 153-197.
McKee, D. D., & Chappel, J. N.(1992). Spirituality and medical practice. *Journal of Family Practice*, 35, 201, 205-208.
McMillan, S. C.(1996). The quality of patients with cancer receiving hospice care. *Oncology Nursing Forum*, 23, 8, 1221-1228.
McMillan, S. C. & Mahon, M.(1994). Measuring Quality of life in hospice patients using a newly developed hospice Quality of Life Index. *Quality of Life Research*, 3, 6, 437-447.
美馬里彩 (2010)「終末期の子どものスピリチュアルニーズ──ソーシャルワークの視点から家族へのケアを含めたトータルケアを目指して」『関西学院大学社会学部紀要』110, 119-145.
見田宗助 (1962)「価値意識の構造と機能──価値の社会学への序説」『社会学評論』13, 2, 38-52.
Molzahn, A. E. & Northcott, H. C. (1997). Dossetor, J. B. Quality of life of individuals with end stage renal disease: perceptions of patients, nurses, and physicians. *ANNA Journal American Nephrology Nurses' Association*, 24, 3, 325-33.
Mount, B. M. & Cohen, S. R. (1995). Quality of life in the face of life-threatening illness: what should we measure? *Current Oncology*, 2, 121-125.
村田久行 (2003)『改訂増補 ケアの思想と対人援助──終末期医療と福祉の現場から』川島書店
Neimeyer, R. (2001). The language of loss: Grief therapy as a process of meaning reconstruction. In Neimeyer, R. (Ed.), *Meaning Reconstruction and the Experience of Loss*, American Psychological Association, Washington, DC.
Neimeyer, R. A., Moore, M. K. & Bagley, K. (1988). A preliminary factor structure for the Treat index. *Death Studies*, 12, 217-225.
Newsom, J. T. & Schulz, R. (1996). Social support as a mediator in the relation between functional status and quality of life in older adults. *Psychology and Aging*, 1, 34-44.
西平直 (2003)「スピリチュアリティ再考──ルビとしての「スピリチュアリティ」」『トランスパーソナル心理学／精神医学』4, 8-16.
Noyes, R. & Clancy, J. (1977). The dying role: Its relevance to improved patient care. *Psychiatry*, 40, 41-47.
O'Connell, L. J. (1996). Changing the culture of dying. A new awakening of spirituality in America heightens sensitivity to needs of dying persons. *Health Progress*, 77, 6, 16-20.
岡本拓也 (2014)『誰も教えてくれなかったスピリチュアルケア』医学書院

Osoba, D. (1991). Meaning the effect of cancer in Quality of Life. In Osoba, D.(Ed.), *Effect of Cancer on Quality of Life*, CRC Press, Florida.
Osse, B. H., Vernooij, M. J., Schadé, E. & Grol, R. P. (2004). Towards a new clinical tool for needs assessment in the palliative care of cancer patients: the PNPC instrument. *Journal of Pain Symptom Manage*, 28, 4, 329-41.
Osse, B. H. P., Vernooij-Dassen, M. J. F. J., Schadé, E. & Grol, R. P. T. M. (2007). A practical instrument to explore patients' needs in palliative care: the Problems and Needs in Palliative Care questionnaire —short version. *Palliative Medicine*, 21, 5, 391-399.
Oxman, T. E., Berkman, L. F., Karl, S., Freeman, D. H. & Barret, J. (1992). Social support and depressive symptoms in the elderly. *American Journal of Epidemiology*, 135, 356-368.
Padilla, G. V., Ferrell, B., Grant, M. & Rhiner, M.(1990). Defining the content domain of quality of life for cancer patients with pain. *Cancer Nursing*, 13, 2, 108-115.
Paloutzian, R. F. & Ellison, C. W. (1982). Loneliness, spiritual well-being and the quality of life. In Peplau, L. A. & Perlman, D. (Eds), *Loneliness: A Sourcebook of Current Theory, Research and Therapy*, 224-237, John Wiley and Sons, New York.
Parkes, C. M. (1970). "Seeking" and "finding" a lost object: Evidence from recent studies of the reaction to bereavement. *Social Science & Medicine*, 4, 2, 187-201.
Parsons, T. (1951). *The Social System*, Routledge, New York, NY.
Pearlman, R. & Uhlmann, R. (1988). Quality of life in chronic diseases: perceptions of elderly patients. *Journal of Gerontology*, 43, 2, 25-30.
Peterman, A. H., Fitchett, G., Brady, M. J., Hermandez, L. & Cella, D. (2002). Measuring spiritual well-being in people with cancer: The Functional Assessment of Chronic Illness Therapy —Spiritual Well-Being Scale(FACIT-Sp). *Annals of Behavioral Mediscine*, 24, 49-58.
Pinder, M. & Hayslip, B. (1981). Cognitive, attitudinal, and affective aspects of death and dying in adulthood: Implications for care providers. *Educational Gerontology*, 6, 107-123.
Powers, M. J.(1992) Psychometric assessment of the Quality of Life Index. *Research in Nursing & Health*, 15, 1, 29-38.
Pratheepawanit, N., Salek, M. & Finlay, I. (1999). The applicability of quality-of-life assessment in palliative care: comparing two quality-of-life measures. *Palliative Medicine*, 13, 4, 325-334.
Rando, T. A. (1984). *Grief, dying, and death: Clinical interventions for caregivers*, Research Press, Champaign, IL.
Rasmussen, C. A. & Brems, C. (1996). The relationship of death anxiety with age and

psychosocial maturity. *Journal of General Psychology*, 130, 2, 141-144.
Reed, P. G.(1986). Religiousness among terminally ill and healthy adults. *Research in Nursing and Health*, 9, 35-41.
Reed, P. G. (1987). Spirituality and well-being in terminally ill hospitalized adults. *Research in Nursing and Health*, 10, 335-344.
Rowan, J. (1998). Maslow Amended. *Journal of Humanistic Psychology*, 38, 1, 81-92.
Sarason, I. G., Levine, H. M., Basham, R. B. & Sarason, B. R. (1983). Assessing social support: the Social Support Questionnaire. *Personality and Social Psychology*, 44, 127-139.
Saunders, C. (1977). Dying they live: St. Christopher's hospice. In H. Feifel(Ed.), *New meanings of death*, 153-179, McGraw-Hill, New York, NY.
Saunders, C. M. (1978). Terminal care. In Garfield, C. A.(Ed.), *Psychological Care of the Dying Patients*. McGraw-Hill, New York, NY.
Schipper, J. C., Clinch, J., McMurray, A. & Levitt, M. (1984). Measuring the quality of life of cancer patients: The functional living index-Cancer: Development and validation. *Journal of Clinical Oncology*, 2, 5, 427-483.
Schipper, J. C. (1994). Personal Discussion, 1994.12.5. School of Medicine, Washington University, St. Louis.
Schumacker, R. E. & Lomax, R. C. (1996). *A Beginner's Guide to Structural Equation Modeling*, Erlbaum Associates Publishers, Lawrence, NJ.
Shahidi, J., Khodabakhshi, R., Gohari, M. R., Yahyazadeh, H. & Shahidi, N. (2008). McGill Quality of Life Questionnaire: Reliability and validity of the Persian version in Iranian patients with advanced cancer. *Journal of Palliative Medicine*, 11, 4, 621-626.
Sheridan, M. J., Husain, A. & Canda, E. R. (2012). Translating Research/Teaching Expertise into Curriculum Resources: CSWE's Religion & Spirituality Clearinghouse, CSWE-58th APM, Washington, DC, November 11, 2012.
Singer, P. (1994). *Rethinking Life and Death: The Collapse of Our Traditional Ethics*, Text Publishing, Melbourne. St Martin's Press, New York; reprint 2008. Oxford University Press, Oxford.(樫則章訳 (1998) 『生と死の倫理――伝統的倫理の崩壊』昭和堂)
Sirgy, M. J. (1986). A quality of life theory derived from Maslow's developmental perspective: Quality is related to progressive satisfaction of a hierarchy of needs, lower order and higher. *The American Journal of Economics and Sociology*, 45, 3, 329-342.
Smith, E. M., Redman, R., Burns, T. L. & Sagert, K. M. (1986). Perceptions of social support among patients with recently diagnosed breast, endometrial, and ovarian cancer: An exploratory study. *Journal of Psychosocial Oncology*, 3, 3, 65-81.

Spitzer, W. O., Dobson, A. J. & Hall, J.(1981). Measuring the quality of life of cancer patients: a concise QL-Index for use by physicians. *Journal of Chronic Diseases,* 34, 585-597.

鈴木大拙(1972)『日本的霊性』岩波書店

Syrjala, K. L. & Chapko, M. E.(1995). Evidence for a biopsychosocial model of cancer treatment-related pain. *Pain,* 61, 1, 69-79.

Stroebe, M. & Schut, H. (1999). The dual process model of coping with bereavement: Rationale and description. *Death Studies,* 23, 3, 197-224.

Sulmasy, D. P. (2002). A Biopsychosocial-Spiritual Model for the Care of Patients at the End of Life. *The Gerontologist,* 142, 3, 24-33.

Szasz, T. & Hollender, M. (1956). A contribution to the philosophy of medicine. The basic models of the doctor-patient relationship. *AMA Archives of internal Medicine,* 97, 585-592.

竹田恵子・太湯好子 (2006)「日本人高齢者のスピリチュアリティ概念構造の検討」『川崎医療福祉学会誌』16, 1, 53-66.

田村恵子(2006)『終末期がん患者のスピリチュアルペイン・アセスメントシートの開発――わが国における緩和ケア病棟に入院中の終末期がん患者を対象として』Osaka University Knowledge Archive. 大阪大学博士論文要旨集

田村恵子・河正子・森田達也 (2012)『スピリチュアルケアの手引き』青海社

田中愛子 (2001)「共分散構造モデルを用いた老年期と青・壮年期の「死に関する意識」の比較研究」『山口大学医学』50, 6, 801-811.

丹下智香子 (1995)「死生観の展開」『名古屋大学教育学部紀要 教育心理学科』42, 149-156.

丹下智香子(1999)「青年期における死に対する態度尺度の構成および妥当性・信頼性の検討」『心理学研究』70, 4, 327-332.

丹下智香子 (2002)「「死」からの連想語の KJ 法による分類――死生観の構造の検討」『名古屋大学大学院教育発達科学研究科紀要 心理発達科学』49, 157-168.

谷山洋三 (2006)「死の不安に対する宗教者のアプローチ――スピリチュアルケアと宗教的ケアの事例」『宗教研究』80, 2, 457-478.

田崎美弥子・松田正己・中根允文 (2001)「スピリチュアリティに関する質的調査の試み――健康および QOL の概念のからみの中で」『日本医事新法』4036, 24-31.

Thorson, J. A. & Powell, F. C. (1988). Elements of death anxiety and meanings of death. *Journal of Clinical Psychology,* 82, 165-177.

Tornstam, L. (1993). Gerotranscendence: A Theoretical and Empirical Exploration. In Thomas, L. E. & Eisenhandler, S. A. (Eds.), *Aging and the Religious Dimension,* Greenwood Publishing Goroup, Westport, Conn.

Tsujikawa, M., Yokoyama, K., Urakawa, K. & Onishi, K. (2009). Reliability and validity of Japanese version of the McGill Quality of Life Questionnaire assessed by application in palliative care wards. *Palliative Medicine*, 23, 7, 659-64.

上田直宏（2006）「学生のもつスピリチュアルペインの構成概念とその表出」『関西学院大学社会学部紀要』101, 143-159.

内村公義（2010）「スピリチュアリティに関する一考察——スピリチュアルケアの視点から」『現代社会学部紀要』8, 1, 21-34. 長崎ウエスレヤン大学現代社会学部

Underwood, L. G. & Teresi, J. A. (2002). The Daily Spiritual Experience Scale: Development, Theoretical Description, Reliability, Exploratory Factor Analysis, and Preliminary Construct Validity Using Health-Related Data. *Annals of Behavioral Mediscine*, 24, 22-33.

Vivat, B. (2008). Measures of spiritual issues for palliative care patients: a literature review. *Palliative Medicine*, 22, 859-868.

Ware, J. E. & Sherbourne, C. D. (1992) The MOS 36-item Short-Form Health Survey (SF-36): Conceptual framework and item selection. *Medical Care*, 30, 473-489.

Weber, M. (1958). *The Protestant ethic and the spirit of capitalism*, Charles Scribner's Sons, New York.

WHOQOL Group (1995a). The WHO quality of life assessment (WHOQOL) position paper from the World Health Organization. *Social Science Medicine*, 41, 1403-1409.

WHOQOL Group (1995b). *WHOQOL-100 Field Trial*, Division of Mental Health World Health Organization, Geneva.

WHOQOL SRPB Group (2006). Cross-cultural study of spirituality, religion, and personal beliefs as components of quality of life. *Social Science & Medicine*, 62, 6, 1486-1497.

Worden, J. W. (1982). *Grief Counseling and Grief Therapy, Fourth Edition: A Handbook for the mental health practitioner*, Springer Publishing Company, New York.

Yalom, I. D. (1980). *Existential Psychotherapy*, Basic Books, New York, NY.

Yalom, I. D. (1995). *The theory and Practice of Group Psychotherapy*, Basic Books, New York, NY.

柳田邦男（1995）『犠牲　サクリファイス——わが息子・脳死の11日』文藝春秋社

湯川雅子（2013）「犯罪被害者のスピリチュアルペイン」『ソーシャルワーク研究』38, 4, 19-27.

Zimmerman, L., Story, K. T., Gaston-Jphansson, F. & Rowles, J. R. (1996). Psychological variables and cancer pain. *Cancer Nursing*, 19, 1, 44-53.

Zubrod, C. G., Scheiderman, M., Frei, E., et al. (1960) Appraisal of methods for the study of chemotherapy of cancer in man: Comparative therapeutic trial of nitrogen mustard and triethylene thiophosphoramide. *Journal of Chronic Diseases*, 11, 1, 7-33.

引用文献

資料

厚生省　第 6 回厚生科学審議会総会資料（1999）『WHO 憲章における「健康」の定義の改正案について』平成 11 年 3 月 9 日

厚生労働省　平成 25 年（2013）『人口動態統計』

内閣府　平成 26 年（2014）『自殺白書』

長崎県教育委員会（2005）『児童生徒の「生と死」のイメージに関する意識調査』平成 17 年 1 月 24 日

Duke University Center for the Study of Aging and Human Development. (1974). *Normal Aging II: Reports from the Duke Longitudinal Studies*, 1970-1973. Palmore, E. (Ed.), Duke University Press.

World Health Organization: Preamble to the Constitution of the World Health Organization as adopted by the International Health Conference, New York, 19-22 June, 1946; signed on 22 July 1946 by the representatives of 61 States（Official Records of the World Health Organization, no. 2, p. 100) and entered into force on 7 April 1948.

World Health Organisation (1990): Cancer pain relief and palliative care: report of a WHO Expert Committee. *Technical Report Series*, No. 804.

World Health Organization(1999): Fifty Second World Health Assembly A52/24, Provisional agenda item 16, 7 April 1999. "Amendments to the Constitution"

World Health Organization(2002): Definition of Palliative Care: http://www.who.int/cancer/palliative/definition/en/

巻末付表　McGill Quality of Life Questionnaire

McGILL QUALITY OF LIFE QUESTIONNAIRE

Instructions

The questions in this questionnaire begin with a statement followed by two opposite answers. Numbers extend from one extreme answer to its opposite.
Please circle the number between 0 and 10 which is most true for you.
There are no right or wrong answers.
Completely honest answers will be most helpful.

EXAMPLE:
　I am hungry:

　　not at all　0　1　2　3　4　5　6　7　8　9　10　extremely

- If you are not even a little bit hungry, you would circle 0.
- If you are a little hungry (you just finished a meal but still have room for dessert), you might circle a 1, 2, or 3.
- If you are feeling moderately hungry (because mealtime is approaching), you might circle a 4, 5, or 6.
- If you are very hungry (because you haven't eaten all day), you might circle a 7, 8, or 9.
- If you are extremely hungry, you would circle 10.

BEGIN HERE:

IT IS VERY IMPORTANT THAT YOU ANSWER ALL QUESTIONS FOR HOW YOU HAVE BEEN FEELING <u>JUST IN THE PAST TWO (2) DAYS</u>.

PART A

Considering all parts of my life - physical, emotional, social, spiritual, and financial - over the past two (2) days the quality of my life has been:

　　very bad　0　1　2　3　4　5　6　7　8　9　10　excellent

PART B: Physical Symptoms or Physical Problems

(1) For the questions in Part "B", please list the <u>PHYSICAL SYMPTOMS OR PROBLEMS</u> which have been the biggest problem for you over the past two (2) days. (Some examples are: pain, tiredness, weakness, nausea, vomiting, constipation, diarrhea, trouble sleeping, shortness of breath, lack of appetite, sweating, immobility. Feel free to refer to others if necessary)

(2) Circle the number which best shows how big a problem each one has been for you
  OVER THE PAST TWO (2) DAYS.

(3) If, over the past two (2) days, you had <u>NO</u> physical symptoms or problems, or only one or two, answer for each of the ones you <u>have</u> had and write "none" for the extra questions in Part B, then continue with Part C.

1. Over the past two (2) days, one troublesome symptom has been:_____
　　　　　　　　　　　　(write symptom)
no problem 0   1   2   3   4   5   6   7   8   9   10   tremendous problem

2. Over the past two (2) days, another troublesome symptom has been:_____
　　　　　　　　　　　　(write symptom)
no problem 0   1   2   3   4   5   6   7   8   9   10   tremendous problem

3. Over the past two (2) days, a third troublesome symptom has been:_____
　　　　　　　　　　　　(write symptom)
no problem 0   1   2   3   4   5   6   7   8   9   10   tremendous problem

4. Over the past two (2) days I have felt:

physically terrible 0   1   2   3   4   5   6   7   8   9   10   physically well

| PART C | Please choose the number which best describes your feelings and thoughts OVER THE PAST TWO (2) DAYS. |

5. Over the past two (2) days, I have been depressed:

not at all   0   1   2   3   4   5   6   7   8   9   10   extremely

6. Over the past two (2) days, I have been nervous or worried:

not at all   0   1   2   3   4   5   6   7   8   9   10   extremely

7. Over the past two (2) days, how much of the time did you feel sad?

never   0   1   2   3   4   5   6   7   8   9   10   always

8. Over the past two (2) days, when I thought of the future, I was:

not afraid   0   1   2   3   4   5   6   7   8   9   10   terrified

9. Over the past two (2) days, my life has been:

utterly meaningless and without purpose   0   1   2   3   4   5   6   7   8   9   10   very purposeful and meaningful

10. Over the past two (2) days, when I thought about my whole life, I felt that in achieving life goals I have:

made no progress whatsoever   0   1   2   3   4   5   6   7   8   9   10   progressed to complete fulfillment

11. Over the past two (2) days, when I thought about my life, I felt that my life to this point has been:

completely worthless   0   1   2   3   4   5   6   7   8   9   10   very worthwhile

12. Over the past two (2) days, I have felt that I have:

| no control over my life | 0 | 1 | 2 | 3 | 4 | 5 | 6 | 7 | 8 | 9 | 10 | complete control over my life |

13. Over the past two (2) days, I felt good about myself as a person.

| completely disagree | 0 | 1 | 2 | 3 | 4 | 5 | 6 | 7 | 8 | 9 | 10 | completely agree |

14. To me, the past two (2) days were:

| a burden | 0 | 1 | 2 | 3 | 4 | 5 | 6 | 7 | 8 | 9 | 10 | a gift |

15. Over the past two (2) days, the world has been:

| an impersonal unfeeling place | 0 | 1 | 2 | 3 | 4 | 5 | 6 | 7 | 8 | 9 | 10 | caring and responsive to my needs |

16. Over the past two (2) days, I have felt supported:

| not at all | 0 | 1 | 2 | 3 | 4 | 5 | 6 | 7 | 8 | 9 | 10 | completely |

おわりに

　『死生学とQOL』の執筆は、筆者自身の人生を振り返る機会でもあった。筆者の死生学への関心は1988年に神経難病を患ったことがきっかけであった。それまで何かをすること、また、できることを中心に生きてきた筆者自身が死に直面し問われたのは、自身の生き方であった。今でも忘れることのできないこの衝撃的な経験は、筆者がいのちを考える際、常にその礎となっている。何のために生きるのか――この「人生の意味」への問いは、人間の本質的課題であり、どんなに先延ばしにしたとしても、ある状況において、あるいは人生の最期において必ず私たち自身に迫ってくるのである。

　ちょうど本書の執筆期間、筆者自身の身体状況や生活環境は大きく変化した。喜びも苦しみもさまざまな関係性の中にあり、そのような状況で問われたのも、やはり自分自身の在り方であった。支え合う関係性の中に、また委ねていく関係性の中に、自らの在り方や生きる意味を見出していく経験を繰り返した。人はどのような状況であっても、なおそこに意味を見出そうとする存在である。しかし、その「意味」はすぐに手に入れられるものでも、結果として表れるものでもない。また何かを成すこと（doing）で見出せるものでもない。「意味」はまったく逆説的に、ただそこにあること（being）、つまり自身の存在をありのままでよしとすることによって可能となる。そこには、どのような状態であっても自らの存在そのものに意味を賦与してくれる何かとの関係が必要なのである。本書の終章で記したように、苦しむ者にとっても、寄り添う者にとっても、限界の先を委ねる人間を超えるものとの関係性が、何ももたない私たちの存在を意味あるものにしてくれる。

　教員生活を振り返ると、多くの学生の顔が思い浮かぶ。学生生活を謳歌する若者というイメージからは想像もできない苦しみや悲しみを背負い、生きる核となるものを求めながら生きる彼らの姿から、また卒業後も社会

人として、家庭人として、また何よりひとりの人間として、さまざまな困難に向き合いながら真摯に生きる姿から教えられることがたくさんあった。彼らが見いだす意味や喜びの感覚は筆者にとっても尊いものだった。生きること、死ぬこと、そしていのちについて真剣に語り合い議論する学部や大学院のゼミは、多様な価値観を共有し、また自らの価値観を吟味し言語化する機会であった。いのちに向き合うことは、きっかけさえあれば、どの人にも、またどの年齢でも可能である。一人ひとりにいのちがあること、必ず迎える死があること、生きる意味を問い直すこと、自らの限界を委ねる先を見いだすこと ── これらはいかに生きるかというQOLがもつ問いそのものに向き合うことでもある。死生学は、いのちの在り方を問いながらいかに生きるかに向き合うきっかけを与えてくれる。

　いのちに目を向ける時、私たちは、いのちの「何」を見ているのだろう。いのちに正面から向き合うこと、どの人にも一度だけ与えられた生について考えることは、私たちが生きる意味を見出していく第一歩になると確信するものである。

謝　辞

　本書は、筆者が社会福祉・死生学の領域に飛び込んで以来取り組んできた課題について、単著としてまとめたものです。多くの方々のお支えなしには、到底完成させることはできませんでした。心から感謝申し上げます。

　病に倒れた後、その後の生き方に悩んだ筆者が一方的にしたためた手紙に、即座にお返事くださった柏木哲夫先生（淀川キリスト教病院グループ理事長）。先生との出会いが、死生学へのスタート地点でした。また筆者が30歳を過ぎて関西学院大学社会学部に学士編入した際、無条件に受け入れてくださった武田建先生。先生には、大学院とその後の留学、そして現在に至るまで、いつも見守り支えていただきました。兵庫医科大学病院での医療ソーシャルワーク実習を受け入れてくださった杉本照子先生はじめ、当時の医療社会福祉部ソーシャルワーカーの皆さま。筆者の関心領域を考慮し、病む人、重篤の子どもたち、終末期の方々との貴重な関わりを与えてくださいました。また帰国したばかりの頃、筆者の研究に深い関心を示し具体的なご支援と励ましをくださった日野原重明先生（聖路加国際病院名誉院長）。駆け出しの研究者にとって、大きな力となりました。みなさまには、この場をおかりして深く感謝申し上げます。

　関西学院大学の先生方にもお支えいただきました。「死生学」を開講し、筆者を社会学部に迎えてくださった芝野松次郎先生をはじめ、学生時代に教えを受け、そして教員となってからは同僚としてサポートしてくださった当時の社会学部社会福祉担当の先生方に感謝申し上げます。教員就任当時から多くの研究の機会を与えてくださりご指導くださった浅野仁先生。研究者としての姿勢、人としての生き方を最期まで示してくださった故高田眞治先生。生き方そのもので人との関わりを教えてくださった故荒川義子先生の姿は、学生との関わりにおいていつも大きな支えとなっています。先生方にはソーシャルワークや学問だけでなく、人としての生き方を

教えていただきました。当時の社会学部社会福祉学科での同僚の先生方、人間福祉学部の先生方にもこれまで多くのお支えをいただきました。ここにお礼申し上げます。

　筆者はアメリカの Washington University in St. Louis（博士課程）で QOL とスピリチュアリティの研究を始めました。この研究を続けることができたのも、多くの方々のサポートによるものです。日米教育委員会 Fulbright Program と関西学院ランバス留学プログラムからは大きな支援をいただきました。Washington University, George Warren Brown School of Social Work 指導教授の Dr. Nancy Morrow-Howell には、博士論文の指導だけでなく、プライベートでも常に支えていただきました。留学中に地元で起こった阪神淡路大震災の際、筆者を抱きしめ泣いてくださったことは今も忘れられない思い出です。博士論文研究においては、次の方々にお世話になりました。Dissertation Committee の Dr. Wendy Auslander、Dr. Carolyn Baum、Dr. Letha Chadiha、Dr. Robert Pierce、Dr. Edward Spitznagel, Jr. そして QOL とスピリチュアリティの研究意義を認め研究の機会を与えてくださった Dr. David Barnard（Professor, School of Medicine, Center for Bioethics and Health Law, University of Pittsburgh）と、McGill Quality of Life Questionnaire（MQOL）の開発者 Dr. Robin S. Cohen（Research Director and Associate Professor, Faculty of Medicine, McGill University）のおふたりのサポートに心から感謝申し上げます。

　また、筆者のアメリカでの霊的生活を支えてくださった Clayton United Methodist Church の Pastor Jim & Diane Christy 夫妻、Lynn & Greg Working 夫妻、Adelaide Rutledge、John Martinez、故 Marvel Hopkins はじめ、日本から来た唯一のアジア人を受け入れてくださった教会員の方々。ともに祈り、ともにいのちを迎え、いのちを見送ることに関わらせていただいた経験は、国や民族を超えて神につながり共に生きる喜びを与えてくださいました。第二の故郷、St. Louis での尊い出会いに心から感謝します。

謝辞

　そして、日本においてもアメリカにおいても、これまでに出会い人生の時間をともにしてきた友人、すでに天に召された友人、常に祈り支えてくださった教会の友に感謝します。お一人おひとりのお名前をあげることはしませんが、その出会いすべてに深い意味があったことを確信し感謝いたします。

　本書は、関西学院大学研究叢書として出版助成をいただきました。本書を書きあげるにあたり、人間福祉学部長の室田保夫先生、副学部長の中塘二三生先生からは、常にあたたかい励ましをいただき、筆者の身体的状況や生活環境をご心配いただきました。心から感謝申し上げます。また関西学院大学出版会の田中直哉氏と松下道子氏には、無理なお願いをたくさんさせていただいたにも関わらず、筆者のわがままを全面的にお許しくださり、最後までサポートしていただきました。ここに深く御礼申し上げます。

　最後に、これまで筆者を愛し支えてきてくれた家族に感謝します。幼いときから、どんなときにも無条件に愛してくれた父、故藤井昭治と、母、藤井歌子。病のときも、新しい道に進むときも、ひたすら祈ってくれました。また年を重ねながら祈り続ける母の姿から、日々、生きることの尊さを教えられています。一緒に育ち、姉妹であり親友である双子の妹、藤井理恵と、その夫、森本浩之、姪の優美。遠くにいるときも近くにいるときも、ともに祈りあえる関係はいつも大きな支えです。そして、筆者の状況をすべて受け入れ共に生きることを選んでくれた夫、李政元と、見守ってくれた義理の両親、李 光と趙 錫妊に感謝いたします。夫は Washington University で出会って以来、どんなときもいつも筆者を支え、共に歩んでくれました。夫の支えは具体的な日常生活や同じ研究者としてのサポートだけでなく、生きるうえで大切なことを分かち合うことや、祈りあうことのなかにありました。心から感謝しています。ありがとう。

人が生きるうえで本当に大切なものはそれほど多くないと思います。支え合える関係性と自らを委ねていく人間を超えるものとの関係性。これからもそれを携え──いのちを与え、必要なものを備え、ゆく道を守り導いて下さる神様への信頼と感謝をもって、愛する人たちと支え合いながら──生きていきたいものです。

　　2014年12月　アドベントを迎えて

藤井美和

索　引

人名索引

Aaronson, N. K.　86, 127
Ahmedzai, S.　86
Akaike, H.　139, 148
Alderfer, C. P.　118, 121, 122, 123, 125, 126, 132, 153, 169, 173, 184
Andrews, F. M.　180
Attig, T.　37
Balloun, J.　119
Barry, C. P.　59
Belcher, A. E.　104
Bentler, P. M.　147
Bentur, N.　114
Bloom, J. R.　127, 174
Bollen, K. A.　138, 140
Bolmsjo, I.　53
Bowlby, J.　36
Brady, M. J.　114
Browne, M. W.　139, 148
Bullinger, M.　86
Byock, I. R.　132
Caiman, K. C.　87, 99
Callahan, A. M.　194
Canda, E. R.　23, 55, 56, 58, 73, 186, 187
Cappeliez, P.　127
Carley, M.　117
Cella, D.　127
Chapko, M. E.　88
Chappel, J. N.　93
Cicirelli, V. G.　15
Clancy, J.　32, 103
Cohen, S. R.　53, 54, 68, 107, 108, 113, 114, 126, 130, 131, 132, 133, 134, 135, 139, 140, 148, 152, 175, 176, 179
Corr, C. A.　28
Crumbaugh, J. C.　132
Cudeck, R.　139, 148
Davis, C. G.　37
Delaney, D.　73
DeSpelder, L. A.　97

Dickstein, L. S.　14
Dobkin, P. L.　174
Doyle, D.　60
Dubos, R.　89
Ducharme, F.　127
Duhl, L.　90
Efficace, F.　54, 59
Ellison, C. W.　66
Engel, G. L.　86, 91, 97, 103
Erikson, E. H.　74, 80, 81, 82, 84, 176, 185, 195
Erikson, J. M.　81, 84
Evans, D. R.　134
Ferrans, C. E.　104, 113, 132
Ferrell, B.　128, 175
Fisher, J. W.　67
Flexner, J. M.　33, 34, 35
Fortner, B. V.　15
Frankl, V. E.　69, 72, 74, 75, 76, 77, 79, 81, 82, 83, 176, 184, 195
Freedman, A. M.　89, 90
Fujii, M.　53
Furman, L. D.　23, 55, 56, 73
Gerson, E. M.　87, 99
Goble, E. G.　79
Gomez, R.　67
Graham, W.　119
Guindon, S.　127
Halman, L. J.　180
Hayduk, L. A.　172
Hayslip, B.　15
Hearn, J.　107
Hetherington, R. W.　88, 91
Hewa, S.　88, 91
Hiatt, J.　93
Higginson, I. J.　107
Hill, P. C.　73
Hodge, D. R.　67, 73
Hoffman, E.　140
Hofmann, R.　140
Hollender, M.　32

227

Hoyle, R. H.   138
Hu, L.   147
Hu, W. Y.   114
Jankélévitch, V.   39, 40
Jeffers, F. C.   15
Jöreskog, K.   133, 140, 152, 154
Kagawa-Singer, M.   93
Kalliopuska, M.   119
Karnofsky, D. A.   102, 113
Kastenbaum, R. J.   28
Keith, K. D.   117
Keller, J. W.   15
Kerlinger, F. N.   111, 112
Kessler, D.   82
Kim, S. H.   114
Kline, R.   133, 141, 142
Kübler-Ross, E.   26, 27, 30, 82, 103, 119, 181, 185, 188, 189
Kuhn, T. S.   90
Larson, J.   59, 106
Ley, D. C. H.   54
Lomax, R. C.   138
Lonergan, B. J. F.   94
Lo, R. S. K.   114
Luhmann, N.   31
MacDonald, D. A.   66, 73
Mahon, M.   107, 175
Marrone, R.   53, 59
Marshall, J. R.   15
Maslow, A. H.   74, 77, 78, 79, 81, 82, 83, 118, 119, 120, 121, 122, 123, 125, 127, 132, 153, 169, 173, 184
Matthews, D. A.   59
McCubbin, H. I.   103
McKee, D. D.   93
McMillan, S. C.   107, 113, 175
Merriman, M. P.   132
Molzahn, A. E.   110, 180
Morrow, G. R.   174
Mount, B. M.   176
Neimeyer, R.   15, 37
Newsom, J. T.   180
Nolen-Hoeksema, S.   37

Northcott, H. C.   110
Noyes, R.   32, 103
O' Connell, L. J.   53
Osse, B. H.   107, 109, 113
Padilla, G. V.   175
Paloutzian, R. F.   66
Pargament, K. I.   73
Parkes, C. M.   36
Parsons, T.   31
Patterson, J. M.   103
Pearlman, R.   110
Peterman, A. H.   67
Pinder, M.   15
Pratheepawanit, N.   114
Rando, T. A.   15
Rasmussen, C. A.   14
Reed, P. G.   60
Resnizky, S.   114
Rowan, J.   122
Sarason, I. G.   127
Saunders, C.   125
Schipper, J. C.   103, 104, 105, 113, 132
Schulz, R.   180
Schumacker, R. E.   138
Schut, H.   36
Shahidi, J.   114
Sherbourne, C. D.   106
Sheridan, M. J.   186
Singer, P.   17
Sirgy, M. J.   117
Smith, E. M.   174
Sorbom, D.   140, 154
Spitzer, W. O.   104, 113
Strickland, A. L.   97
Stroebe, M.   36
Sulmasy, D. P.   94, 95, 188
Syrjala, K. L.   88
Szasz, T.   32
Teresi, J. A.   67
Tornstam, L.   81, 185
Tsujikawa, M.   114, 178
Uhlmann, R.   110
Underwood, L. G.   67

Verwoerdt, A. 15
Ware, J. E. 106
Weber, M. 88, 90
Weiss 90
Yalom, I. D. 132
Zimmerman, L. 134
Zubrod, C. G. 102, 113
市瀬晶子 74
今村仁美 73
上田直宏 73
岡本拓也 68
柏木哲夫 72
金井壽宏 74
木原活信 56, 57, 58, 74
窪寺俊之 54, 60
柴田実 61
鈴木大拙 195
竹田恵子 65
田崎美弥子 63, 65
田中愛子 14, 15
谷山洋三 60
田村恵子 187
丹下智香子 11
辻川真弓 (114), (178)
富永房江 42, 43
西平直 56
林貴啓 60
稗田里香 74
比嘉勇人 65
深谷美枝 61
藤井美和 5, 12, (53), 54, 60, 63, 70, 71, 72, 87, 88, 89, 97, 102, 197
藤井理恵 9, 71, 72
冨士松亜実 66
太湯好子 65
美馬里彩 73
村田久行 73
柳田邦男 39, 41, 46
湯川雅子 74
李政元 63

事項索引

A
ADL（Activities of Daily Living） 86, 99
AGFI（Adjusted Goodness Fit Index） 139, 142, 143, 145, 147, 148, 152, 156, 159, 162
AIC（Akaike Information Criteria） 139, 143, 148, 165

B
Being 194
Body-Mind-Spirit 49, 50, 116, 188
B価値 77, 78, 79, 83, 119, 120

C
CFI（Comparative Fit Index） 139, 141, 142, 143, 145, 147, 148, 153, 156, 159, 162, 165
CSWE（Council on Social Work Education） 186

D
Daily Spiritual Experiences Scale 67
Death Concern Scale 14
Disease-Oriented Model 91
Duke Longitudinal Studies 15
Dying Team 33, 35

E
ECVI（Expected Cross-Validation Index） 139, 141, 143, 148, 165
ERG理論 118, 121, 122, 125, 153, 169, 176, 184
Eriksonのライフサイクル論 → ライフサイクル論
Euro QOL（EQ-5D） 106
Euro QOL Group 106
Expected Cross-Validation Index（ECVI） 148
Expressions of Spirituality Inventory（ESI） 66, 73

F

FACIT-Sp（Functional Assessment of Chronic Illness Therapy—Spiritual Well-Being Scale） 67

FLIC（Functional Living Index） 104, 113, 132

G

GFI（Goodness Fit Index） 139, 142, 143, 148

H

Health-Related QOL 116

HQLI（Hospice Quality of Life Index） 107, 113

I

IFI（Incremental Fit Index） 139, 142, 143, 145, 147, 148, 153, 156, 159, 162, 165

Intrinsic Spirituality Scale 67

K

KPS（Karnofsky Performance Status Scale） 102, 110, 113

M

Maslowの欲求階層論 → 欲求階層論

McGill QOL研究（McGill Quality of Life Study for Cancer Patients） 134, 140

McGill Quality of Life Questionnaire 216

MQOL（McGill Quality of Life Questionnaire） 107, 108, 112, 113, 114, 130, 131, 132, 133, 150, 171, 181

──改訂版 150, 151, 152, 171, 177

N

NASW（National Association of Social Workers） 186

P

Person-Oriented Model 91, 93

PNPC（Problems and Needs in Palliative Care questionnaire） 107, 109

PNPC-sv（Problems and Needs in Palliative Care questionnaire-short version） 107, 113

POS（Palliative care Outcome Scale） 107, 109, 113

Q

QLI-CV（Quality of Life Cancer Version） 104, 112, 113, 132

QL-Index（Quality of Life Index） 104, 113

QOL（Quality of Life） 2, 8, 22, 53, 85, 87, 134, 183

　──研究 176, 180, 182

　──尺度 101, 102, 103, 105, 107, 148, 170, 181

　──の理論的枠組 117

　──の理論モデル 117, 123, 139

　健康関連── 87, 133

　社会的── 100, 123

　身体的── 99, 123

　心理的── 99, 123

　スピリチュアル── 101

　スピリチュアル/実存的── 123

　全体的── 172, 174, 175, 176, 177, 183

R

RMSEA（Root Mean Square Error of Approximation） 139, 141, 142, 143, 145, 147, 148, 152, 156, 159, 162, 165

S

SF-36 106

SMC（square multiple correlation） 142, 143, 147, 150, 153, 156

SOL（Sanctity of Life） 22

SOL vs. QOL 22

spiritual vacuum 83

Spiritual Well-Being 83

　── Questionnaire 67

　── Scale（SWBS） 66

SS（Spirituality Scale） 73

SSSW（Spiritually-Sensitive-Social Work） 186, 187

Stage-Based Model　26, 29

T
Task-Based Model　28, 29
Thanatology　3

W
WHO（World Health Organization）　49, 50, 187
　　──の緩和ケア定義　51, 52, 68
　　──の健康の定義　51, 52, 86, 106
　　──の健康の定義改正案　52, 99, 118, 170, 188
Whole Person-Oriented Model　93
WHOQOL Group　93
WHOQOL-SRPB（WHOQOL Spirituality Religious Personal Belief Scale）
　　──　Group　62, 63, 64, 65
　　──　Pilot Module　62, 63, 64, 196
WHO SRPB Group　51

Z
Zubrod Performance Status（PS）　102, 113

あ
アウトカム　86, 109
明け渡しのレッスン　82
アセスメント　30, 53, 188
　　──シート　188
　　──ツール　188
新しい倫理　17
安楽死　42
生きる
　　──意味　53, 66, 194
　　──規範　196
一人称　40, 43, 45, 46, 186, 198
一人称、二人称、三人称　39, 46, 47
遺伝子　21
　　──治療　42
いのち　ii, 19, 20, 21, 22, 23, 25, 38, 39
　　──の長さ　8
　　──の質　8
　　バーチャルな──　41
　　リアルな──　41
意味　120
　　──への意志　75, 77, 79
意味ベース　130
因子負荷量　153
重み付き最小二乗法（WLS）　154

か
下位概念　115, 116, 139, 169, 171
介護老人保健施設　6, 7
χ^2検定　139
χ^2値　141, 142, 145, 148, 152, 156, 159, 162
外生変数　153
改訂版MQOL尺度 → MQOL改訂版
概念的妥当性　111, 112
科学革命　49
科学革命（Scientific Revolution）　88, 116
学際学問　39
学際的
　　──アプローチ　39, 182
　　──視点　182
確証的因子分析　141, 143, 145, 147, 148, 149, 171
拡張的尺度モデル　140, 152, 153
仮説モデル　133, 134, 153, 172
　　──Ver. 1　127, 128, 159, 160, 161, 172
　　──Ver. 2　128, 129, 162, 163, 164, 172, 176
　　──（基本形）　125, 156, 157, 158
価値　17, 18, 66, 187, 196, 198, 199
　　──の三重構造　18, 20
　　究極的──　22
　　絶対的──　22
　　創造──　76
　　相対的──　22
　　態度──　76
　　本質的──　185
価値観　17, 18, 19, 21, 23, 46, 187, 190, 191, 192, 196, 197, 198, 199
　　変化しない（容易に変化しない）──　18, 19
　　変化しやすい──　18
　　ゆっくり変化する──　18, 19
価値判断　21, 22

関係性 120, 195, 197
　2つの—— 194, 196
　　人間を超えるものとの—— 54, 195, 196, 197
　　人との—— 195, 196
還元主義 85
間接効果 165, 166, 167, 168, 174, 175, 177
観測変数 101, 115, 116, 138, 139, 140, 141, 152, 179, 180, 181
緩和ケア 185
　——定義 187
技術 196
基準関連 113
　　——妥当性 111, 112, 133
基本モデル 124
逆説的 191, 193
客観的評価 106
教育
　学校—— 197
　死生観—— 199
　専門—— 186
　大学—— 197
共分散構造分析 127, 138, 139, 172, 179, 180, 181
苦悩の意味 66
クライエント 194
グリーフケア 36, 37
グリーフワーク 36
クローン人間 42
ケア（Care） 96, 98
形而上学 39
限界 192, 193, 195, 196
健康関連QOL →
健康の定義 83
健康の定義改正案 49, 51, 58
顕在化 70, 170
5因子11項目モデル 146, 147
5因子13項目モデル 144, 145
交差文化妥当性 114
構成概念 112, 113, 115
　　——妥当性 112, 133, 151
構造モデル 172
功利主義 18

合理主義 85
高齢期 80
誤差相関 142, 171, 181
誤差分散 152
根源的
　——（な）痛み 189, 191
　——領域 58

さ
在宅死 6
再テスト法 110
サポートに対する主観的感覚（subjective sense of support） 131
サポート領域 165, 166, 171, 173, 174
残差（fitted residual） 142, 147, 156
残差相関 138
三人称 40, 41, 42, 43, 44, 45, 46, 198, 199
死
　ニセモノの—— 9
　——に対する感情 12, 13
　——に対する防衛機制 27
　——のイメージ 12, 17
　——の5段階 27
　——の定義 38
　——（亡）の場所 6, 7
　——の文化的側面 12
　バーチャルな—— 8, 9
　ホンモノの—— 9
　リアルな—— 8, 9
識別可能（Just-Identified） 141
　——なモデル（Just-Identified Model） 141
識別問題 142
至高経験 81
至高体験（peak experience） 78
自己実現 184
自己超越 79
自己を超えるものとの関係性 66
自殺 10
死生学 3, 4, 9, 39, 46, 119, 196, 197, 199
死生観 13, 14, 17, 18, 196, 197, 199
　——教育 → 教育
実存性（existentiality） 114
実存的

――空虚　75, 83
――な痛み　170, 189
――ニーズ　173
――領域（existentiality）　107, 108, 114, 142, 143, 166, 171, 174, 175, 176
――良好さ（existential well-being）　131
実存的/スピリチュアル領域　173
失調要素　80, 81
質的サポート　127
『児童生徒の「生と死のイメージ」に関する意識調査』（2005）　10
死にゆく人の役割理論　32, 37
死ぬ瞬間　26
社会的　118
――QOL → QOL（Quality of Life）
――ニーズ　28, 123
社会的/サポート領域　142
社会福祉教育　186
尺度開発　60, 101, 117, 170, 181
尺度誤差　181
尺度モデル　140, 142, 143, 145, 147, 148, 149, 171, 179
宗教　20, 21, 39, 59, 60, 61, 65, 67, 196
宗教性　20, 21, 59, 60, 61, 67
宗教的
――ケア　61
――信条　53
修正指標MI（Modification Index）　139, 140, 142, 145, 156, 159
従属潜在変数　154
主観性　71
主観的
――痛み　128
――意味づけ　40, 71, 82, 190, 194, 195
――概念　87, 116
――感覚　173
――サポート感覚　174
――世界観　49
――評価　105, 108, 152
――満足度　120
出自を知る権利　38
出生（の）場所　5
出生前診断　42

順序尺度　154
情緒的サポート　127
承認
　自己――　121
　他者――　121
新型出生前診断　38
信仰　65, 80, 195
人工妊娠中絶　42
心身二元論　88
人生
――の意味　53
――の目的　66
神聖性　55
身体症状（physical symptom）　131
身体的　118
――QOL → QOL（Quality of Life）
――ニーズ　28, 123, 175
――領域　141, 165, 175
――良好さ（general physical well-being）　131
信頼性　101, 110, 112, 114, 128, 133, 139, 150, 151, 153, 169, 171, 181, 182
――係数　151
――テスト　111
真理　22
心理的　118
――QOL → QOL（Quality of Life）
――ニーズ　28, 123
――領域　141, 165, 166, 171, 174
――良好さ（psychological well-being）　131
心理的社会的
――領域　126
ストレス　37
スピリチュアリィセンシティブソーシャルワーク → SSSW（Spiritually-Sensitive-Social Work）
スピリチュアリティ（spirituality）　21, 45, 49, 50, 51, 81, 109, 112, 115, 119, 170, 185, 186, 187, 188, 199
――の意味　54
――の関係性　54
――の機能　54

——の定義　53, 54, 55, 58
　　——の本質　54
　　——評定尺度　65
スピリチュアルQOL → QOL（Quality of Life）
スピリチュアルケア　30, 61, 94, 189, 193, 194
スピリチュアル/実存的
　　——QOL → QOL（Quality of Life）
　　——ニーズ　123
　　——領域　118, 126, 183
スピリチュアルニーズ　29, 94, 121
スピリチュアルペイン　30, 68, 170, 185, 186, 187, 188, 189, 190, 191, 192, 194, 196
　　——の下位概念　72
　　——の特徴　68
　　——に敏感なソーシャルワーク　186
スピリチュアル領域（spirituality）　37, 107, 185
生殖医療　21, 46
生と死　25
生命観　18
生命操作　19
生命倫理　20, 38, 40, 46
世界保健機関（World Health Organization: WHO）WHO（World Health Organization）を参照
絶対主義　22
絶対的存在との連帯感　65
選好功利主義　17
潜在的従属変数　159
潜在変数　138, 139, 140, 172, 179, 180
全人　55, 85, 182
全体的QOL → QOL（Quality of Life）
選択的人工妊娠中絶　38
専門職（者）　35, 96, 189, 190, 191, 193, 194, 196, 197
臓器移植　41, 42
総合効果　165, 166, 167, 168, 169, 176
相互関係モデル（Reciprocal Model）　92
相対主義　22
ソーシャルサポート　127
ソーシャルワーカー　71, 95, 193, 194
ソーシャルワーク　23, 86, 185, 187, 194

　　——実践　186
測定誤差　138

た

ターミナルケア　185, 193
第9（の）段階　81, 82
体験価値　76
潜在性　70
代理出産　38
他者との関係性　54
妥当性　101, 110, 111, 112, 113, 114, 128, 133, 139, 150, 151, 153, 169, 171, 181, 182
単一因子モデル　140, 171
単一項目　152
単一指標　152
チーム　196
　　——アプローチ　36
　　——メンバー　35
知識　196, 197
治癒（Cure）　95, 98
超越　81
　　老年的——　81, 195
超越性　55, 66, 176, 195, 196
超越的
　　——自己　55
　　——視点　195
　　——存在　196
直接効果　165, 166, 167, 168, 174, 175, 176, 177
直接的影響　183
定義　58
適合度　139, 140, 142, 143, 145, 148, 152, 162, 165, 180
　　——指標　142, 143, 148, 159, 162, 165
デス・エデュケーション　197
哲学　39
伝統的モデル　33, 34, 35
同調要素　81
特定病因論　88
トランスパーソナル心理学　78

な

内生従属変数　140, 152
内生変数　153

内的一貫性　133
内的整合性　110, 111
内容的　113
　　——妥当性　111
ニーズ　118, 119, 120, 123, 124, 126, 134, 170, 171, 172, 173
　　——カテゴリー　124
二人称　40, 42, 45, 46, 198
人間関係　196
人称　39
脳死　41, 46
　　——臓器移植　42

は

バイオサイコソーシャル・スピリチュアルモデル（Biopsychosocial & Spiritual Model）　87, 92, 96, 97, 98
バイオサイコソーシャルモデル（Biopsychosocial Model）　87, 91, 92, 93, 95, 96, 97, 98, 103
媒介的内生変数　153
パラダイムシフト　37, 90
悲嘆　36, 37, 46
　　——のプロセス　36
非配偶者間人工授精　38
評価者間の相関をテスト　110
病人（の）役割　31
　　——理論　31, 32
フィールドワーク　198
夫婦間サポート　127
普遍性　68
プロセス　194, 195
防衛機制　26
ホスピスケア　35, 193
ポリコリック相関行列　154, 155

ま

マクロレベル　197
マクロ（レベルの）アプローチ　25, 38, 46
ミクロレベル　197
ミクロ（レベルの）アプローチ　25, 26, 28, 29, 46
看取り介護加算　7

メゾレベル　38
メゾ（レベルの）アプローチ　25, 30, 36, 46
メディカルモデル（Medical Model）　37, 87, 88, 89, 90, 91, 92, 95, 97, 98, 103, 105

や

役割理論　31
要素還元主義　88
欲求　120, 121, 123
　　愛と所属の——　77
　　安心——　121
　　安全——　77, 121
　　関係——（Relatedness）　121
　　欠乏——　77, 78
　　高次——　184
　　自己実現——　77, 78, 119
　　承認・尊重——　77
　　成長——（Growth）　77, 78, 121
　　生理的——　77, 121
　　存在——（Existence）　121
　　低次——　78, 184
欲求階層論　153, 169, 176, 184, 77, 78, 79, 118, 120, 122
寄り添い（being）　98, 191, 192, 193, 194
4因子-10項目モデル　149, 150

ら

ライフサイクル論　80, 84
理想的ケアモデル　33, 34, 35, 37
リニア関係（linear causality）　88
リニアモデル（Linear Model）　92
量的サポート　127
理論的枠組　176, 181, 182, 184
理論モデル　140, 170
レジリエンス　37
老人ホーム　6, 7

わ

ワークショップ　198

著者略歴

藤井美和（ふじい・みわ）

関西学院大学人間福祉学部 教授
1994 年　関西学院大学大学院社会学研究科博士課程前期課程 修了
1999 年　Washington University（St. Louis）大学院博士課程 修了　Ph.D.

著書

『増補改訂版 たましいのケア』（共著、いのちのことば社、2009 年）
『生命倫理における宗教とスピリチュアリティ』（共編著、晃洋書房、2010 年）
『ソーシャルワークにおけるスピリチュアリティとは何か —— 人間の根源性にもとづく援助の核心』（共監訳、ミネルヴァ書房、2014 年）他

関西学院大学研究叢書　第 165 編

死生学と QOL

2015 年 2 月 20 日 初版第一刷発行
2019 年 5 月 16 日 初版第二刷発行

著　者　藤井美和
発行者　田村和彦
発行所　関西学院大学出版会
所在地　〒662-0891
　　　　兵庫県西宮市上ケ原一番町 1-155
電　話　0798-53-7002
印　刷　株式会社クイックス

©2015 Miwa Fujii
Printed in Japan by Kwansei Gakuin University Press
ISBN 978-4-86283-184-2
乱丁・落丁本はお取り替えいたします。
本書の全部または一部を無断で複写・複製することを禁じます。
http://www.kwansei.ac.jp/press